融合型·新形态教材
复旦社云平台 fudanyun.cn

健康养老专业系列教材

老年健康照护

主　编　蒋　玲　罗清平　刘　婧
副主编　刘立珍　刘　珏　郑　丹　李美华

复旦大学出版社

本书编委（按拼音顺序排列）

程　亮（湖南中医药高等专科学校）
邓永梅（长沙卫生职业学院）
丁久洪（常德职业技术学院）
杜蓉冰（丽水职业技术学院）
蒋　玲（长沙民政职业技术学院）
李佳辉（益阳医学高等专科学校）
李美华（湖南万众和社区服务管理有限公司）
李小军（娄底职业技术学院）
刘　婧（长沙卫生职业学院）
刘　珏（湖南劳动人事职业学院）
刘立珍（湖南中医药高等专科学校）
罗清平（长沙民政职业技术学院）
孟火娟（永州职业技术学院）
阮婷婷（长沙卫生职业学院）
孙　伟（聊城职业技术学院）
王　平（湖南中医药高等专科学校）
王三香（湖南阿默健康养老服务有限公司）
吴　凝（长沙民政职业技术学院）
谢佳慧（湖南外国语职业学院）
谢　隽（保险职业学院）
辛有为（江苏医药职业学院）
熊　薇（岳阳职业技术学院）
袁　治（湖南康乐年华养老产业集团有限公司）
郑　丹（江苏医药职业学院）

健康养老专业系列教材编委会

学术顾问 吴玉韶（复旦大学）
编委会主任 李 斌（长沙民政职业技术学院）

编　　委
唐四元（中南大学湘雅护理学院）
张永彬（复旦大学出版社）
黄岩松（长沙民政职业技术学院）
范　军（上海开放大学）
田奇恒（重庆城市管理职业学院）
杨爱萍（江苏经贸职业技术学院）
朱晓卓（宁波卫生职业技术学院）
罗清平（长沙民政职业技术学院）
王　婷（北京劳动保障职业学院）
高　华（广州卫生职业技术学院）
张国芝（北京青年政治学院）
陶　娟（安徽城市管理职业学院）
李海芸（徐州幼儿师范高等专科学校）
王　芳（咸宁职业技术学院）
罗　欣（湖北幼儿师范高等专科学校）
刘书莲（洛阳职业技术学院）
张伟伟（聊城职业技术学院）
朱建宝（复旦大学出版社）

石晓燕（江苏省社会福利协会）
郭明磊（泰康医疗管理有限公司）
邱美玲（上海九如城企业（集团）有限公司）
丁　勇（上海爱照护医疗科技有限公司）
关延斌（杭州暖心窝科技发展有限公司）
刘长松（上海福爱驿站养老服务集团有限公司）
李传福（上海瑞福养老服务中心）
谭美花（湖南康乃馨养老产业投资置业有限公司）
马德林（保利嘉善银福苑颐养中心）
曾理想（湖南普亲养老机构运营管理有限公司）

编委会秘书 张彦珺（复旦大学出版社）

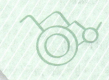

前 言

Preface

随着我国老龄化程度不断加深,老年人口日益增多。老年人由于器官、组织和细胞结构衰老、功能下降,更容易患病,疾病是影响老年人的生存和生活质量的最重要因素。如何满足不断增长的患病老年人健康照护服务的需求,进一步提高他们的生存和生活质量,是每一位养老服务工作者的责任与义务。

根据《关于加强养老服务人才队伍建设的意见》"以习近平新时代中国特色社会主义思想为指导,深入学习贯彻党的二十大精神,立足新发展阶段,完整、准确、全面贯彻新发展理念,服务加快构建新发展格局,着眼于满足老年人多样化、多层次、高品质养老服务需求,以发展养老服务技能人才为重点,全方位吸引、培养、用好、留住人才,打造一支规模适度、结构合理、德技兼备的养老服务人才队伍",长沙民政职业技术学院联合17家职业院校、养老企业开发了这本融思政教育元素、创新创业教育元素、产业对人才的最新需求元素,适合康养类相关专业教学与行业培训使用的《老年健康照护》教材。

本教材的编写特色主要体现在以下几个方面:

1. 遵循国家专业教学标准

本教材编写依据国家专业教学标准新要求,突出老年健康照护新技术、新知识,培养学生对老年人疾病照护协助与健康知识宣教能力。

2. "岗课赛证"融通

本教材根据一线老年照护岗位的实际工作场景设置情境任务,分知识点介绍老年人常见疾病基础知识,用表格呈现健康照护计划和技能操作流程,满足职业院校课程教学需求、全国职业院校职业技能大赛(健康养老照护、老年护理与保健等赛项)、全国民政行业职业技能大赛(养老护理员)、职业技能等级证书(养老护理员、1+X老年照护、健康照护师等)备考的要求。

3. 校企合作、产教融合

本教材由职业院校的专业骨干教师及企业行业能手共同打造,编写成员连续两年深入行业企业调研,校企专家共同研讨操作流程,从湖南万众和社区服务有限公司、湖南康乐年华养老产业集团有限公司、湖南阿默健康养老服务有限公司的养老服务工作实际中遴选情境案例,融课程思政,引出理论知识与技能操作。

4. 任务驱动,资源丰富

教材设计依据职业教育教材编写要求,采用模块化、项目式、任务型模式编写。全书分为9个模块23个项目,每个项目主要分为"情境案例""任务分析""任务实施""任务评价""课后拓展"五个版块,用情境激发学生学习兴趣、用任务驱动学生主动学习。配套丰富数字资源,覆盖教学准备、教学实施、教学评价完整闭环，助力一线学与教。扫描书中二维码即可在线观看详细操作示范视频、完成课后习题。此外，登录"复旦社云平台"（www.fudanyun.cn），还可获取配套课件等教学资源。

参与本教材编写工作的有来自院校和企业的23位老师。具体编写分工为罗清平编写模块一，刘珏编写模块二项目一、模块五项目二，蒋玲编写模块二项目二和模块三项目一，程亮编写模块二项目三，李小军编写模块三项目一，刘立珍编写模块三项目三和项目二，邓永梅编写模块四项目一，杜蓉冰编写模块四项目二，辛有为编写模块四项目三，谢隽编写模块五项目一，孟火娟编写模块五项目三，孙伟编写模块六项目一，谢佳慧编写模块六项目二，李佳辉编写模块七项目一，丁久洪编写模块八项目一，熊薇编写模块八项目二，吴凝编写模块九项目一，刘婧编写模块九项目二，王平编写模块九项目三，郑丹编写项目导读，李美华、袁治、王三香（养老企业骨干）完成案例的收集、整理。

本教材在编写过程中，参考了内科学、内科护理学、老年慢性疾病护理方面的资料，在此，对先行研究者们表示真诚的感谢；感谢长沙民政职业技术学院智慧健康养老服务与管理专业、老年保健与管理专业、护理专业的学生文宇、黄琳茜、赵悦彤、张雪、高欣、欧阳嘉禧参与操作视频拍摄；感谢长沙卫生职院阮婷婷老师对视频拍摄的指导；同时，还要特别感谢湖南万众和社区服务有限公司、湖南康乐年华养老产业集团有限公司、湖南阿默健康养老服务有限公司一线养老服务骨干们对教材提出的编写和修改意见。由于时间紧迫，加上我们的水平有限，书中难免存在错误或不足之处，恳请广大读者提出宝贵意见，以便我们修订时完善。

编　者

2024年7月

目 录
Contents

模块一 基础认知 ·· 001
　　项目一　老年人疾病特点 ·· 001
　　项目二　老年人疾病观察要点 ·· 004

模块二 呼吸系统疾病的健康照护 ·· 013
　　项目一　急性上呼吸道感染老年人的健康照护 ·· 014
　　项目二　慢性阻塞性肺疾病老年人的健康照护 ·· 022
　　项目三　支气管哮喘老年人的健康照护 ··· 031

模块三 心脑血管系统疾病的健康照护 ·· 039
　　项目一　高血压老年人的健康照护 ··· 041
　　项目二　冠心病老年人的健康照护 ··· 050
　　项目三　脑卒中老年人的健康照护 ··· 059

模块四 内分泌和代谢系统疾病的健康照护 ··· 068
　　项目一　糖尿病老年人的健康照护 ··· 069
　　项目二　甲状腺功能亢进症老年人的健康照护 ·· 080
　　项目三　痛风老年人的健康照护 ·· 087

模块五 运动系统常见疾病的健康照护 ·· 094
　　项目一　骨质疏松症老年人的健康照护 ··· 095
　　项目二　骨关节炎老年人的健康照护 ·· 101
　　项目三　类风湿性关节炎老年人的健康照护 ··· 107

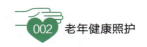

模块六　消化系统常见疾病的健康照护 ················· 117
项目一　慢性胃炎老年人的健康照护 ················· 118
项目二　慢性乙型肝炎老年人的健康照护 ················· 124

模块七　神经系统疾病的健康照护 ················· 133
项目一　帕金森病老年人的健康照护 ················· 134
项目二　阿尔茨海默病老年人的健康照护 ················· 141

模块八　感觉器官相关疾病的健康照护 ················· 149
项目一　白内障老年人的健康照护 ················· 150
项目二　慢性中耳炎老年人的健康照护 ················· 155

模块九　泌尿生殖系统疾病的健康照护 ················· 161
项目一　前列腺增生老年人的健康照护 ················· 162
项目二　尿路感染老年人的健康照护 ················· 168
项目三　阴道炎老年人的健康照护 ················· 174

主要参考文献 ················· 180

模块一

基础认知

📖 模块导读

我国是世界上人口老龄化发展速度最快的国家之一,具有总量多、速度快、应对难等显著特征。据《中华人民共和国2023年国民经济和社会发展统计公报》显示,2023年年末全国人口140 967万人,其中60周岁及以上人口29 697万人,占总人口的21.1%,65周岁及以上人口21 676万人,占总人口的15.4%。目前,我国约有1.4亿65岁以上的老年人多病共存,以卫健委在《"十四五"健康老龄化规划》中提到"78%以上的老年人至少患有一种慢性病"推算,我国患有一种及以上慢性病的60岁以上老年人约有2.3亿。人进入老年期后,人体组织结构进一步老化,各器官功能逐步减退,身体抵抗力也逐渐降低、环境和社会适应能力下降,因此,老年人更易罹患各种疾病。我国老年人高发疾病有高血压、糖尿病、冠心病、慢性阻塞性肺疾病、骨关节炎、类风湿性关节炎、骨质疏松症、前列腺增生、白内障等。疾病影响老年人日常生活和社会交往,降低其生活质量,甚至威胁生命,特别需要养老照护工作者掌握老年人疾病的基础知识,加强对疾病的观察。因此,本模块基础认知部分重点介绍老年人疾病特点和老年人疾病观察要点。

项目一 老年人疾病特点

🎯 学习目标

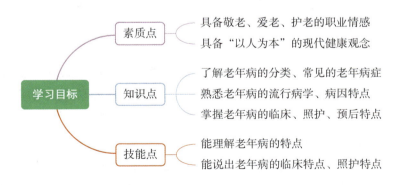

- 素质点
  - 具备敬老、爱老、护老的职业情感
  - 具备"以人为本"的现代健康观念
- 知识点
  - 了解老年病的分类、常见的老年病症
  - 熟悉老年病的流行病学、病因特点
  - 掌握老年病的临床、照护、预后特点
- 技能点
  - 能理解老年病的特点
  - 能说出老年病的临床特点、照护特点

🧹 情境案例

齐奶奶,78岁,既往有高血压、冠心病20余年,骨质疏松症、慢性胃炎10余年,骨关节炎5余年。半年前突发脑卒中急诊入院,经治疗后,病情好转,但日常生活不能自理,须借助拐杖行走,如厕、洗浴等均需要帮助。近3个月来,汪奶奶变得少言寡语,不喜欢与人交谈,食欲不佳,失眠,被诊断为抑郁状态,医生开具了抗抑郁药物。

请思考:

1. 老年人疾病有什么特点?
2. 如果你是养老照护员,该如何照护患病老年人?

任务分析

知识点一:老年疾病流行病学特点

1. 慢性病发病率和患病率高

老年人的慢性病发病率和患病率明显高于中青年。增龄是最重要因素,年龄每增加10岁,各种慢性病发病率和患病率都大幅度上升。根据《中国心血管健康与疾病报告(2020)》显示,目前我国老年人心血管疾病发病率和患病率处于持续上升阶段。

2. 老年疾病致死和致残疾率高

研究表明,糖尿病、脑卒中、恶性肿瘤和慢性呼吸系统疾病已成为我国老年人死亡和伤残的主要原因,给老年人及家庭带来沉重的照护和经济负担。

3. 老年疾病医疗费用消耗大

老年人医疗费用远高于其他年龄阶段的人。有研究显示,65岁以上老年人的医疗费用占全体人口医疗费用的70%,是65岁以下人口的4倍甚至更高。

知识点二:老年疾病病因特点

多因素致病是老年疾病的病因特点。机体系统、器官、组织和细胞的老化、功能衰退、免疫抵抗力下降,更容易引起老年人罹患疾病。另外,不良的生活习惯、社会和环境适应能力下降、心理因素等,都是导致老年人患病的重要原因。

知识点三:老年疾病临床特点

1. 症状和体征不典型

症状和体征不典型是老年疾病临床表现的最典型特点,主要是由于老年人对疼痛的反应和敏感性降低引起的。疾病因而更加隐匿,难以发现。

2. 多病共存,多并发症

老年人各器官功能逐步减退,身体抵抗力逐渐降低、环境和社会适应能力下降,因此,老年人更易罹患多种疾病,并且容易在某病的基础上并发其他病症。例如,糖尿病容易并发糖尿病足、糖尿病肾病、糖尿病视网膜病变。

3. 易发展成多脏器衰竭和多系统功能障碍

各器官功能减退、免疫力下降等多种因素,容易导致老年人原发疾病的持续加重、并发症的发生、单器官或多器官功能的衰退,病情更易迅速恶化。例如:慢性阻塞性肺疾病加重时,肺动脉压力增高,可发展成为右心衰竭;类风湿性关节炎以关节肿胀、疼痛为主要表现,可能会引起呼吸系统间质性肺炎,甚至出现不可逆的呼吸衰竭。

4. 多重用药和药物的不良反应

老年病患者通常是多病共存,有时还伴有多脏器的衰竭或多系统功能的障碍,因此多重用药和联合用药是非常普遍的。多重用药和联合用药除本身会使药物的毒副作用和相互作用风险加大,又因老年人代谢水平下降,出现药物不良反应的机会大大增加。因此对于老年人的用药要慎重,一般坚持五种药物原则,即用药至多不超过五种。

5. 多种老年综合征的表现

老年综合征是指老年人由多种疾病或多种原因所导致的具有同一临床表现特点的老年病症,主要包括跌倒、痴呆、尿失禁、晕厥、谵妄、失眠、疼痛、抑郁等。老年病患者一种疾病可能会有几种老年综合征的表现,而不同的疾病也会有同一种老年综合征的表现,这些都给老年病的诊断带来一定的困难,从而导致治疗难度的加大。

知识点四:老年疾病照护特点

1. 用药照护个体差异大

个体差异是指不同的老年人对同一药物、同一剂量所产生的反应不同。这与种族、年龄、性别、生理、病理、环境及用药方式、给药途径和疗程等因素有关。个体差异随增龄而增大,与老年人的衰老程度、病理损伤程度及平时用药量不同有关。由于个体差异大,很难为老年人制定统一的用药标准,这给实际工作带来很大困难。对于高龄老年人,个体差异更大,用药照护不再有固定的处方、固定的剂量和固定的疗程,必须坚持个体化原则,这是合理用药的核心,应根据每位老年人的生理状况、病理状况及药物特性制定个性化的照护方案。

2. 照护对象依从性低

一方面是服药依从性不高,虽然按医嘱用药是控制疾病发展非常重要的方法,但是,据统计有30%～50%的老年人不能按医嘱用药,表现为忘服、漏服、错服或多服。忘服、漏服导致照护无效,错服、多服又引起药物不良反应。另一方面是老年人康复运动依从性低,原因是老年人往往新旧疾病叠加,康复需要循序渐进、持之以恒,老年人难以坚持。因此,照护人员强调早期被动或主动运动,这对于老年人提高疗效、预防和减少并发症的发生至关重要。

3. 照护方法矛盾多

照护方法矛盾是指某种或某些照护方法的利弊与得失矛盾。老年人多病共存,照护方法矛盾普遍存在,如老年人往往需长期应用多种药物进行照护,有些药物照护的要点存在矛盾冲突,需要理清重点,最大程度规避风险。

4. 需提供综合性的照护服务

老年患者多病共存,身心因素混杂,因果关系难辨,新旧疾病叠加,导致老年疾病异常复杂特殊,需要由多学科人员组成的医养个案管理团队共同参与老年患者医疗、康复、照护计划的制定与实施。多学科团队具体包括老年病医生或全科医生、老年病护师、老年康复治疗师、社会工作者、医养个案管理专员、营养师、临床药师、心理咨询工作者等。

知识点五:老年疾病预后特点

1. 治愈率低

绝大多数老年疾病属于慢性疾病。慢性疾病发展缓慢,但难以治愈,需要终身治疗。加之老年患者患病后往往新旧疾病叠加、并发症高发,例如,老年人慢性支气管炎可反复发作,使支气管、肺部组织及功能发生改变,导致肺气肿、支气管扩张、慢性阻塞性肺疾病等的发生,严重者还会引起肺源性心脏病而危及生命。因此,老年疾病要及早控制、及时治疗。

2. 致残率高

随着年龄增长,老年人残疾率明显上升,生活不能自理,个人社交受限,出现焦虑抑郁情绪,家庭照护负担加重。很多老年疾病可导致残疾,尤其是脑血管系统疾病和运动系统疾病(骨关节炎、类风湿性关节炎),前者可引起偏瘫、失语,后者可引起关节肿胀、畸形,关节活动范围减小,肌肉挛缩等。

3. 病死率高

人类病死率随年龄的增长而上升,死亡高峰在老年人群。可以预料,随着人类寿命的不断延长,病死率的高峰将继续向后推移。

任务评价

登录复旦社云平台(www.fudanyun.cn),搜索"老年健康照护",下载评价表格进行评价。

课后拓展

章奶奶,75岁,入住某养老机构102房间1床。既往患有高血压病20年。1年前因急性ST段抬高型心肌梗死,进行经皮冠脉介入治疗,胸闷、气急好转。10天前无明显诱因下,章奶奶胸闷、气急加重,夜间不能平卧,遂于机构医养结合医院门诊就诊,门诊以心力衰竭收住院。经治疗,章奶奶病情缓解,2天前带药出院。出院后口服阿司匹林肠溶片、硫酸氢氯吡格雷片等药物。自本次发病以来,其精神、饮食、睡眠欠佳。

任务:根据任务情境,分析章奶奶所体现的老年病的特点,制作一张思维导图。

课后习题

扫码完成在线练习。

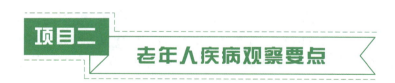

项目二 老年人疾病观察要点

学习目标

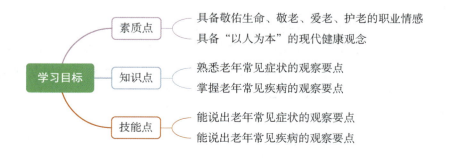

情境案例

基本情况：马奶奶，汉族，78岁，身高154厘米，体重46千克，丧偶，育有一儿一女。

疾病史：既往患有高血压病30余年，1年前突发脑梗死后右侧肢体不灵。3个月前不慎跌倒，诊断为腰椎压缩性骨折。

目前状况：现腰部持续性疼痛，不能久坐，生活不能自理。进食进水少，甚至不愿进食进水，体重明显下降，便秘严重，马奶奶情绪低落、烦躁、睡眠不佳。今晨起发热、咳嗽咯痰、头痛。医嘱加强病情观察。

请思考：

根据马奶奶的情况，在实施照护的过程中，应重点观察马奶奶的哪些方面？

任务分析

知识点一：老年常见症状

对老年人的主要症状与体征的观察是养老照护人员必须掌握的基本知识。老年人的病情常常是从发热、疼痛、咳嗽咯痰等变化开始的。

1. 发热

发热是指病理性体温升高，是人体在致热原的作用下体温调节中枢的调定点上移而引起的，是临床上最常见的症状，是疾病进展过程中的重要临床表现，可见于多种感染性疾病和非感染性疾病。发热常反映疾病的性质、严重程度与病情的发展变化。老年人发热与儿童、年轻人相比，有较大的区别。由于老年人的机体免疫功能减退，对免疫反应不如其他人群那么敏感，所以，即便得了肺炎，可能只是低热而不是高热。发热的观察要点如图1-2-1所示。

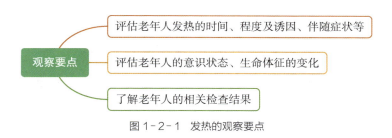

图1-2-1 发热的观察要点

2. 疼痛

疼痛是机体对损伤组织或潜在的损伤产生的一种不愉快的反应，是一种复杂的生理心理活动，是临床上最常见的症状之一。它包括伤害性刺激作用于机体所引起的痛感觉，以及机体对伤害性刺激的痛反应。痛觉可作为机体受到伤害的一种警告，引起机体一系列防御性保护反应。疼痛的观察要点如图1-2-2所示。

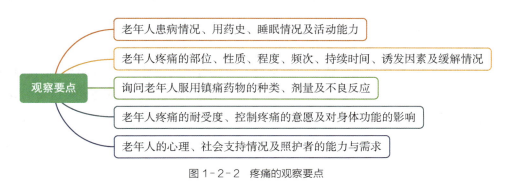

图1-2-2 疼痛的观察要点

3. 咳嗽咯痰

咳嗽咯痰是呼吸道疾病中最常见症状之一，是人体的一种保护性措施，借以排出自外界侵入呼吸道的异物及呼吸道中的分泌物，消除呼吸道刺激因子，在防御呼吸道感染方面具有重要意义。痰由支气管黏膜分泌物或肺泡渗出物形成。咳嗽无痰或痰液量少，为干性咳嗽；咳嗽伴痰液即咯痰，又称湿性咳嗽。引起咳嗽咯痰的原因多为感染、理化因素刺激及接触各种过敏原。长期咳嗽是促使肺气肿形成的一个因素；频繁的咳嗽也可引起呕吐，影响睡眠，消耗体力。老年人呼吸道黏膜等结构开始萎缩、功能减弱、对感染的抵抗力下降，尤其是长期卧床的老年人，咳嗽反射反应弱，呼吸道的分泌物无法及时咳出，容易发生肺部感染。咳嗽咯痰的观察要点如图1-2-3所示。

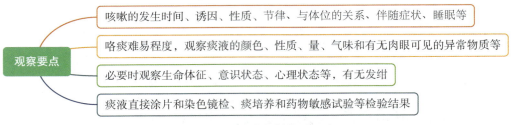

图1-2-3 咳嗽咯痰的观察要点

4. 水肿

老年人出现水肿多为下肢、踝关节局部水肿。养老照护人员可用手指按压老年人踝关节处皮肤，就能发现水肿情况，要及时报告或送医院诊治。老年人出现的水肿，可能与静脉的回流不畅有关，更常见于心脏病、肾脏病等患者，医学上称之为心源性水肿、肾源性水肿、肝源性水肿、营养不良性水肿。由此可见，老年人水肿常常与心脏疾病、肾脏疾病、肝脏疾病等有关，要依据医嘱的具体情况采取对策。水肿的观察要点如图1-2-4所示。

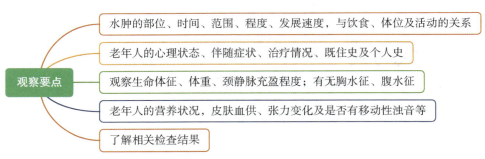

图1-2-4 水肿的观察要点

5. 呼吸困难

正常人呼吸节律均匀、浅深适宜，平静呼吸时，每分钟16～20次，呼吸与脉搏的比例为1∶4。正常人在情绪激动、运动、进食、气温增高时呼吸增快，休息睡眠时减少。观察呼吸时要注意频率、节律和深度的变化。呼吸困难的表现形式如图1-2-5所示；观察要点如图1-2-6所示。

6. 呕血、便血

呕血、便血是消化道疾病的常见症状。呕血是指上消化道出血，血液经口腔呕出，常伴有黑便。便血的特征取决于出血的部位、出血量以及血液在肠道内停留的时间。老年人消化道出血常为胃、十二指肠溃疡所致，大便呈咖啡色。如老年人大便上有鲜红色血，多半为痔疮或肛裂出血。老年人体弱多病，服药品种多，由药物引起的消化道出血应予以重视。呕血、便血的观察要点如图1-2-7所示。

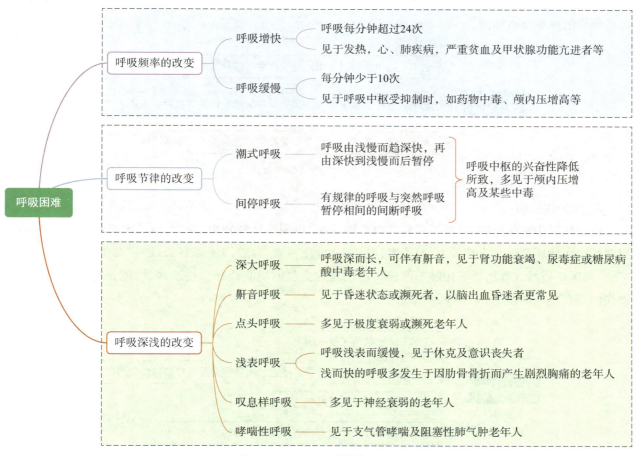

图 1-2-5 呼吸困难的表现形式

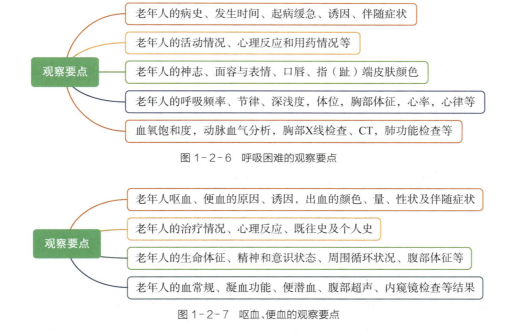

图 1-2-6 呼吸困难的观察要点

观察要点
老年人呕血、便血的原因、诱因、出血的颜色、量、性状及伴随症状
老年人的治疗情况、心理反应、既往史及个人史
老年人的生命体征、精神和意识状态、周围循环状况、腹部体征等
老年人的血常规、凝血功能、便潜血、腹部超声、内窥镜检查等结果

图 1-2-7 呕血、便血的观察要点

7. 便秘

通常把每周排便次数少于 3 次的称为便秘。老年人多见慢性便秘，多无明显症状，常表现为食欲减退、腹胀、嗳气、发作性下腹痛、排气多等胃肠症状，还可伴有头昏、头痛、易疲劳等神经官能症症状。老年人随着年龄的增加发生便秘的频率逐渐增多,与老年人活动量减少、食量减少、肠蠕动减弱等多种因素有关。便秘的观察要点如图 1-2-8 所示。

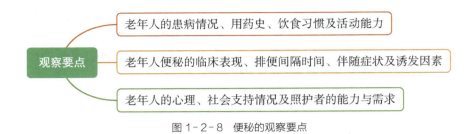

图 1-2-8　便秘的观察要点

8. 压力性损伤

压力性损伤又称压疮,是由于局部组织长期受压,出现持续性缺血、缺氧、营养不良而导致的局部组织溃烂缺血性坏死。与垂直压力、摩擦力、剪切力、理化因素、营养因素等有关,通常发生在骶部、骨隆突部位、与医疗器械或其他器械接触的部位。可表现为完整的皮肤或开放性溃疡,可能伴有疼痛。压力性损伤的观察要点如图 1-2-9 所示。

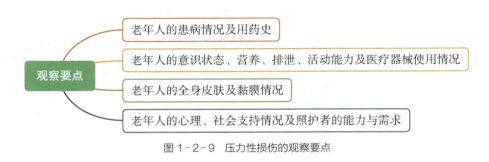

图 1-2-9　压力性损伤的观察要点

知识点二:老年常见疾病的观察要点

1. 高血压

高血压是一种以动脉压持续升高为特征,可伴有心脏、脑和肾脏等器官功能性或器质性改变的全身性疾病,有原发性高血压和继发性高血压之分。高血压的观察要点如图 1-2-10 所示。

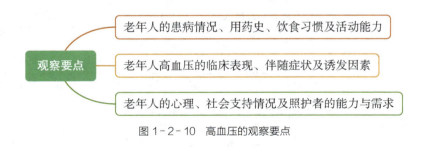

图 1-2-10　高血压的观察要点

2. 冠心病

冠状动脉粥样硬化性心脏病简称冠心病,指由于脂质代谢异常,血液中的脂质沉积,形成白色的粥样斑块,随着时间推移,斑块体积越来越大,造成动脉腔狭窄,血流受阻,引起血管远端心脏细胞缺血缺氧而产生心绞痛。冠心病的观察要点如图 1-2-11 所示。

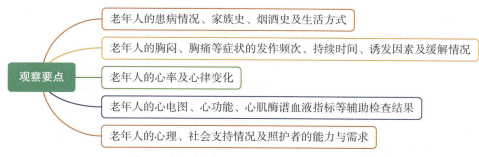

图 1-2-11 冠心病的观察要点

3. 慢性阻塞性肺疾病

慢性阻塞性肺疾病是一种具有气流受限特征的肺部疾病,这种气流受限不完全可逆,且呈进行性发展,它的发生与肺部对有害气体或有害颗粒的异常炎症反应有关。随着病情反复发作、急性加重,肺功能逐渐下降,患者出现日常活动甚至休息时也感到呼吸困难、胸闷气短。慢性阻塞性肺疾病的观察要点如图 1-2-12 所示。

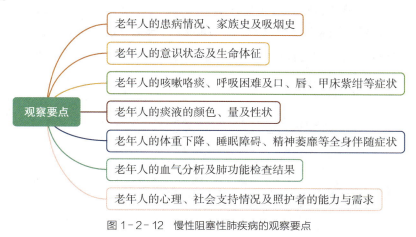

图 1-2-12 慢性阻塞性肺疾病的观察要点

4. 脑卒中

脑卒中是一组以脑部缺血或出血性损伤症状为主要临床表现的疾病,又称脑血管意外,具有极高的病死率和致残率,主要分为出血性脑卒中和缺血性脑卒中两大类。脑卒中发病急,病死率高,是世界上最重要的致死性疾病之一。脑卒中的观察要点如图 1-2-13 所示。

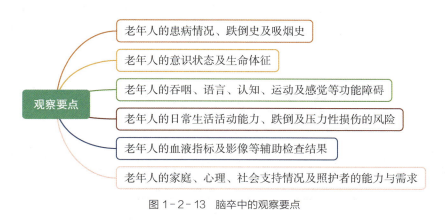

图 1-2-13 脑卒中的观察要点

5. 帕金森病

帕金森病又称震颤麻痹,是中老年人最常见的中枢神经系统变性疾病。一般在 50~65 岁开始发病,且随年龄增长,发病率也增加。至今为止对本病均系对症治疗,尚无可以使神经细胞变性恢复的根治方法。帕金森病的观察要点如图1-2-14所示。

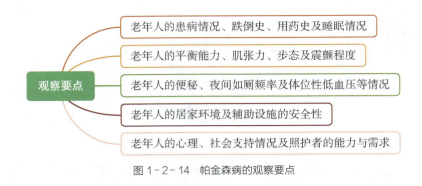

图1-2-14 帕金森病的观察要点

6. 糖尿病

糖尿病是一种由多种原因引起的以高血糖为特点的代谢性疾病。正常情况下,胰腺释放胰岛素,帮助身体储存和利用食物中的糖和脂肪。当胰腺分泌胰岛素减少,或身体对胰岛素反应敏感性降低时,就会导致糖尿病。其最典型的症状是"三多一少",即喝水多、进食多、尿多、体重减轻;另外还可表现为容易皮肤瘙痒、疲劳、视力模糊。但真正具有典型症状的患者为数并不多,患者通常通过体检发现血糖异常。糖尿病的观察要点如图1-2-15所示。

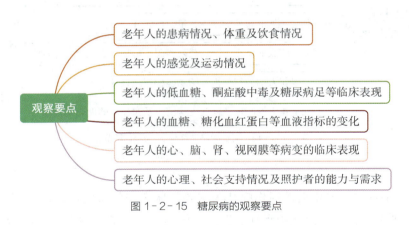

图1-2-15 糖尿病的观察要点

7. 尿路感染

尿路感染是由各种细菌、病毒、支原体、衣原体在泌尿系统异常繁殖所致的尿路急性或慢性炎症,一般表现为尿频、尿急、尿痛等症状,主要是通过药物来治疗疾病。尿路感染的观察要点如图1-2-16所示。

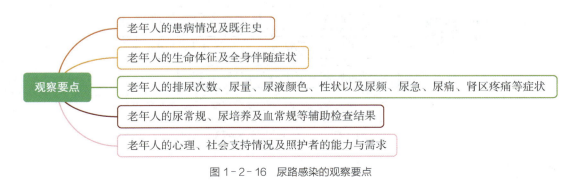

图1-2-16 尿路感染的观察要点

8. 骨质疏松症

骨质疏松症是一种由多种原因导致的骨密度和骨量下降，骨微结构破坏，造成骨脆性增加，从而容易发生骨折的全身性骨病。骨质疏松症分为原发性和继发性两大类，原发性骨质疏松症又分为绝经后骨质疏松症（Ⅰ型）、老年性骨质疏松症（Ⅱ型）和特发性骨质疏松症（包括青少年型）三种。绝经后骨质疏松症一般发生在妇女绝经后5～10年内，老年性骨质疏松症一般指老年人70岁后发生的骨质疏松症，而特发性骨质疏松症主要发生在青少年，病因尚不明。骨质疏松症的观察要点如图1-2-17所示。

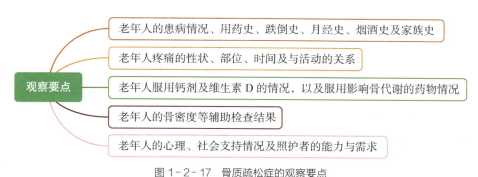

图1-2-17 骨质疏松症的观察要点

9. 类风湿性关节炎

类风湿性关节炎是一种慢性、以炎性滑膜炎为特征的自身免疫性疾病。其特征是手、足小关节的多关节、对称性、侵袭性关节炎症，经常伴有关节外器官受累及血清类风湿因子阳性，可以导致关节畸形及功能丧失。类风湿性关节炎的观察要点如图1-2-18所示。

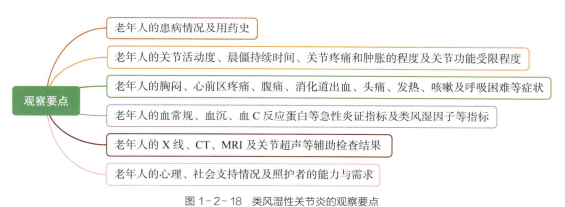

图1-2-18 类风湿性关节炎的观察要点

10. 白内障

白内障是多种因素引起晶状体代谢紊乱、晶状体蛋白质变性而发生混浊，光线无法投射在视网膜上，导致以视力下降为主要症状的一种疾病。多见于40岁以上，且随年龄增长而发病率增多。白内障的观察要点如图1-2-19所示。

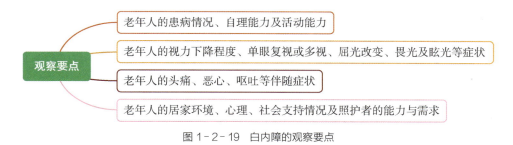

图1-2-19 白内障的观察要点

任务评价

登录复旦社云平台(www.fudanyun.cn),搜索"老年健康照护",下载评价表格进行评价。

课后拓展

朱奶奶,82岁,患骨关节炎、糖尿病30余年。近一年来,骨关节炎加重,表现为膝关节内翻畸形,导致功能障碍不能行走,同时伴有糖尿病肾病并发症,生活不能自理。近日,由于气温下降、潮湿,朱奶奶自感右腿膝关节疼痛,夜间不能入睡。

任务:根据任务情境,分析朱奶奶所患疾病的观察要点,制作一张思维导图。

课后习题

扫码完成在线练习。

模块二

呼吸系统疾病的健康照护

模块导读

呼吸系统由呼吸道和肺组成。呼吸道是气体进出的管道,包括鼻、咽、喉、气管和各级支气管。临床上通常将鼻、咽、喉称为上呼吸道,将气管和各级支气管称为下呼吸道。肺是气体交换的器官。呼吸系统的功能是完成内外呼吸,实现血液与外界环境的气体交换。呼吸是人体生存必不可少、不能间断的生理活动,呼吸系统结构见图2-0-1。

由于老年人组织器官老化,支气管腺体增生分泌物增多,黏膜萎缩,纤毛清除功能降低,细胞免疫力和体液免疫功能变差,容易引起呼吸系统感染。呼吸系统疾病的常见症状有咳嗽、咯痰、发热、呼吸困难、胸痛和咯血。诊断方法包括临床表现、血液检查、痰液检查、影像学检查(包括X线和CT)、支气管镜和胸腔镜、呼吸功能检查,必要时可以做肺活体组织检查。本模块呼吸系统常见疾病的健康照护学习内容具体见图2-0-2。

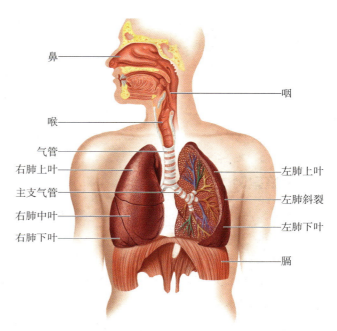

图2-0-1 呼吸系统示意图

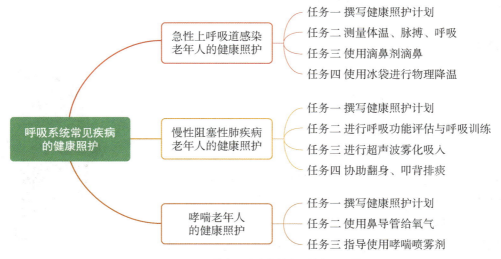

图2-0-2 呼吸系统常见疾病的健康照护学习思维导图

项目一 急性上呼吸道感染老年人的健康照护

学习目标

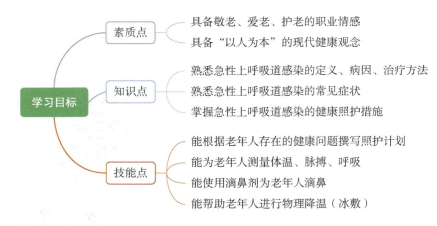

- 素质点
  - 具备敬老、爱老、护老的职业情感
  - 具备"以人为本"的现代健康观念
- 知识点
  - 熟悉急性上呼吸道感染的定义、病因、治疗方法
  - 熟悉急性上呼吸道感染的常见症状
  - 掌握急性上呼吸道感染的健康照护措施
- 技能点
  - 能根据老年人存在的健康问题撰写照护计划
  - 能为老年人测量体温、脉搏、呼吸
  - 能使用滴鼻剂为老年人滴鼻
  - 能帮助老年人进行物理降温（冰敷）

情境案例

基本信息：王奶奶，78岁，160厘米，45千克，本科文化，退休前为大学教授，饮食口味较清淡，以素食为主，挑食。

疾病史：既往有中-重度骨质疏松症，贫血。

目前状况：3天前受凉后出现全身乏力、食欲不振，1天前出现鼻塞、咽干、发热，体温达38.6摄氏度，感到畏寒、肌肉酸痛。

根据王奶奶的身体情况，请完成以下对王奶奶的照护任务：

任务一　为王奶奶撰写健康照护计划

任务二　为王奶奶测量体温、脉搏、呼吸

任务三　协助王奶奶使用滴鼻剂滴鼻

任务四　帮助王奶奶进行物理降温（冰敷）

任务分析

知识点一：急性上呼吸道感染定义

急性上呼吸道感染简称"上感"，是鼻腔、咽部或喉部（图2-1-1）急性炎症的总称。它是最常见的传染病之一，好发于春季及冬季。其主要病原体是病毒，70%~80%的上呼吸道感染由病毒引起，如鼻病毒、腺病毒、流感病毒、副流感病毒、冠状病毒、呼吸道合胞病毒等；20%~30%由细菌引起，如溶血性链球菌、流感嗜血杆菌、肺炎链球菌、葡萄球菌等。主要感染途径为飞沫传播，也可通过接触被病原体污染的手和用具传播。淋雨、受凉、气候突变、过度劳累等可

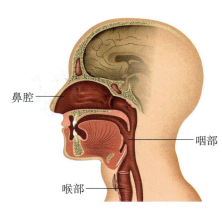

图2-1-1　上呼吸道

降低呼吸道防御功能，诱发本病。一般情况下免疫功能低下者更易感染，故老年人为易感人群。通常本病病情较轻、病程短、有自限性，预后良好，但有基础疾病者可伴严重并发症，因此，老年人应积极防治本病。

知识点二：急性上呼吸道感染的常见症状

老年人上呼吸道感染多起病缓慢，症状有时不典型，早期有时仅出现食欲不振、精神萎靡等呼吸道以外症状。急性上呼吸道感染的症状和体征包括：

1. 呼吸道症状

鼻部症状包括鼻塞、喷嚏、流清水样鼻涕等，查体可见鼻腔黏膜充血、水肿、有分泌物等；咽部症状包括咳嗽、咽干、咽痒、咽痛、咽部烧灼感等，查体可发现咽部充血、扁桃体充血肿大等（图2-1-2）；喉部症状包括声嘶、发音困难，查体可见喉部充血、水肿，局部淋巴结轻度肿大和触痛，有时可闻及喉部喘息声。

2. 其他症状

食欲不振、精神萎靡、畏寒、发热、头痛、畏光、流泪、听力减退、味觉迟钝等。

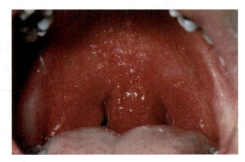

图2-1-2 上呼吸道感染咽部红肿

3. 并发症

部分老年人可并发急性鼻窦炎、中耳炎、气管-支气管炎，少数可并发病毒性心肌炎。若为溶血性链球菌引起的上感，可继发风湿热、肾小球肾炎等。若有慢性阻塞性肺疾病、哮喘、支气管扩张等呼吸系统基础疾病者，可诱发疾病的急性加重。心功能不全者可出现心衰加重。

知识点三：急性上呼吸道感染的治疗方法

由于目前尚无特效抗病毒药物，故以对症治疗为主，同时注意休息、多饮水、保持室内空气流通，吸烟者注意戒烟，防治继发性细菌感染。

1. 对症治疗

有发热者可用解热镇痛药，如对乙酰氨基酚、布洛芬等；有哮喘病史者忌用阿司匹林；有鼻塞、流涕、打喷嚏、咳嗽等症状者可遵医嘱予伪麻黄碱类药物，可口服，也可使用盐酸萘甲唑啉滴鼻液，减轻鼻黏膜充血和水肿。

2. 抗病毒药物治疗

对于无发热、免疫功能正常、发病不超过2天者，一般不用抗病毒药物；对于免疫缺陷者，可早期常规使用，常用抗病毒药物有奥司他韦、利巴韦林等。

3. 中医治疗

可辨证给予清热解毒、辛温解表的中药，有助于改善症状，缩短病程。常用中药有正柴胡饮、小柴胡冲剂、板蓝根等。

4. 抗生素治疗

合并细菌感染者可用口服青霉素类、第一代头孢菌素、大环内酯类药物或喹诺酮类药物。

知识点四：急性上呼吸道感染的主要照护措施

1. 一般照护

（1）休息与环境：发热时应让老年人卧床休息，为老年人提供温、湿度适宜，安静舒适的环境，保持室内空气新鲜。

(2) 饮食：为老年人提供高热量、高蛋白质、高维生素、清淡易消化的流质或半流质饮食；保证足够的饮水，每天饮水量在2 000毫升以上。

2. 发热照护

(1) 药物降温：体温超过38.5摄氏度时遵医嘱应用退热药，如对乙酰氨基酚、布洛芬等。用药后30分钟复测体温，注意观察用药后效果。老年人出汗时，及时协助老年人擦汗、更换衣服及床单等，避免受凉。

(2) 物理降温：高热时可采用酒精擦浴、冰袋、冰帽等进行降温，但要注意以逐渐降温为宜，避免老年人因降温过快引起虚脱。

(3) 生命体征监测：定时监测体温、脉搏、呼吸、血压，有异常及时报告医生。

3. 健康教育

(1) 疾病知识：向老年人及家属介绍上呼吸道感染的病因和诱因、疾病表现、治疗措施等，强调预防的重要性。

(2) 避免诱发因素：注意保暖，避免受凉、劳累等；注意每日开窗通风，保持室内空气新鲜、阳光充足；在春季等呼吸系统疾病高发的季节尽量少去人群聚集的公共场所，以免出现交叉感染；吸烟者注意戒烟。

(3) 增强免疫力：日常生活中注意增强身体的抵抗力，指导老年人注意营养均衡，坚持适度的体育活动。必要时可注射疫苗。

4. 心理照护

告知患者上呼吸道感染疾病的发生原理，鼓励患者保持良好的生活习惯，如多饮水、戒酒、戒烟，积极参与锻炼。在治疗的过程中，照护人员与家属进行沟通，共同对患者进行心理疏导、安排充实的康复活动，转移患者注意力。

任务实施

任务一　为王奶奶撰写健康照护计划

表2-1-1　王奶奶健康照护计划

健康问题和照护目标	照护措施
健康问题1：发热 照护目标：王奶奶体温降至正常范围	1. 降温措施： (1) 体温超过38.5摄氏度时，遵医嘱给予解热镇痛药，如对乙酰氨基酚片0.5克/次；告知王奶奶药物作用和不良反应；观察并记录服药时间、不良反应、效果。若持续发热或疼痛，可间隔4～6小时重复用药一次，24小时内不得超过4次。 (2) 若王奶奶发热未超过38.5摄氏度，则主要采用温水擦浴、局部使用冰袋等物理降温。 (3) 王奶奶出汗时，及时协助王奶奶擦汗、更换衣服及床单，避免受凉。 2. 饮食照护： (1) 给予足够热量、蛋白质和维生素的流质或半流质饮食。 (2) 鼓励王奶奶多饮水，如无心衰等其他基础疾病，进水量在2升/天以上。 3. 监测生命体征： (1) 每天测量体温3次，直至体温正常后3天。 (2) 观察并记录王奶奶有无心率加快、脉搏细速、血压下降、脉压变小、高热、呼吸困难等，一旦出现以上情况立即报告医生。

(续表)

健康问题和照护目标	照 护 措 施
健康问题 2:舒适的改变(鼻塞、咽干) 照护目标:王奶奶身体不适感减轻或消除	1. 以卧床休息为主,布置良好的休息环境(空气清新,安静,温、湿度适宜,室温 18~20 摄氏度,湿度 50%~60%)。 2. 做好晨晚间护理,叮嘱王奶奶进食后漱口或做好口腔护理,防止口腔感染。 3. 遵医嘱给予麻黄碱滴鼻液,或盐酸萘甲唑啉滴鼻液滴鼻,收缩血管,减轻鼻黏膜充血和水肿,以减轻鼻塞症状。 4. 注意隔离,减少探视,避免交叉感染。
健康问题 3:营养失调 照护目标:王奶奶营养状况改善,体重增加	1. 每周与营养师一同评估王奶奶的营养状况一次,包括体重测量、皮褶厚度测量、BMI 值计算等。 2. 与营养师共同制定营养食谱,根据王奶奶的理想体重给予足够热量、高蛋白质的饮食,特别注意补充钙、磷、维生素 D。 3. 带领王奶奶积极参加户外活动,增加阳光照射。 4. 对王奶奶进行饮食方面的健康宣教,告知其营养不良会导致疾病恢复缓慢,且再次患急性上感的风险较大,帮助王奶奶逐步改善饮食结构。

任务二　为王奶奶测量体温、脉搏、呼吸

表 2-1-2　为老年人测量体温、脉搏、呼吸操作流程

流程	技术操作要求	示范
工作准备	1. 介绍照护情境。 2. 物品准备:齐全,含水银体温计、带秒针的表、小毛巾或纸巾。 3. 环境准备:温、湿度适宜,光线明亮,空气清新。 4. 老年人准备:老年人状态良好,可以配合操作。 5. 个人准备:着装规范,规范洗手,并使用手消毒液消毒。	图 2-1-3　工作准备
沟通解释评估	1. 核对: (1) 问好、自我介绍,注意友好微笑,称呼恰当。 (2) 核对照护对象基本信息。 2. 介绍: (1) 介绍操作内容、目的、时间、方法或关键步骤。 (2) 介绍需要老年人注意和(或)配合的内容。 3. 询问: (1) 老年人对照护过程是否存在疑问。 (2) 所处的环境是否满意,体位是否舒适,有无其他需求,是否可以开始操作。 4. 评估: (1) 全身情况(精神状态、饮食、二便、睡眠等)。 (2) 局部情况(肢体活动度、测量部位皮肤情况等)。 (3) 特殊情况(既往体温情况,测量前 30 分钟内有无进食冷热饮、洗过热水澡、实施过冷热疗法等)。	沟通解释评估

(续表)

流程	技术操作要求	示范
实施过程	1. 体温测量： （1）打开被头一角，协助老年人暴露左侧上肢，注意保暖。 （2）解开老年人衣扣，用干毛巾擦干腋下汗液。 （3）确认体温计水银柱低于 35 摄氏度。 （4）将体温计水银端放于老年人左侧腋窝深处紧贴皮肤，协助老年人左上肢屈臂过胸夹紧体温计。 （5）盖好盖被，记录时间。 （6）10 分钟后为老年人取出体温计，擦净体温计汗渍。 （7）眼睛平视水银刻度，正确读取数值。 （8）将体温计甩至 35 摄氏度以下，放入消毒盒消毒。	体温测量
	2. 脉搏测量： （1）打开被子右侧部分，暴露老年人右侧前臂及手掌，手腕伸展。 （2）以食指、中指、无名指指端按压在老年人桡动脉搏动最明显处，力度适中。 （3）测量 30 秒，如发现脉搏异常则测量 1 分钟。	脉搏和呼吸测量
	3. 呼吸测量： （1）将手放在诊脉部位，不告知老年人将进行呼吸测量。 （2）眼睛观察老年人胸部或腹部起伏，一起一伏为一次呼吸。 （3）测量 30 秒，如发现呼吸异常则测量 1 分钟。	
	4. 老人配合要点： （1）询问老年人感受。 （2）告知老年人测量过程中不要移动，不要说话，自然呼吸。	健康宣教
	5. 针对本次操作，进行健康宣教： （1）健康教育建议不少于 3 条。 （2）要求通俗易懂，有针对性。	
整理记录	1. 询问老年人有无其他需求、是否满意（反馈）。 2. 整理各项物品。 3. 规范洗手。 4. 记录（不漏项），汇报异常情况。	图 2-1-4 整理记录

任务三 协助王奶奶使用滴鼻剂滴鼻

表 2-1-3 协助老年人使用滴鼻剂滴鼻操作流程

流程	技术操作要求	示范
工作准备	1. 介绍照护情境。 2. 物品准备：齐全，含用药单、滴鼻药、小枕头、棉签、纸巾。 3. 环境准备：温、湿度适宜，光线明亮，空气清新。 4. 老年人准备：老年人状态良好，可以配合操作。 5. 个人准备：着装规范，规范洗手，并使用手消毒液消毒。	图 2-1-5 工作准备

(续表)

流程	技术操作要求	示范
沟通解释评估	1. 核对： （1）核对用药单，包括姓名、床号、用药的时间、药物、使用方法、剂量。 （2）问好、自我介绍，注意友好微笑、称呼恰当。 （3）核对照护对象基本信息。 2. 介绍： （1）介绍用药的时间、药物、使用方法、剂量及操作的关键步骤。 （2）介绍需要老年人注意和（或）配合的内容。 3. 询问： （1）老年人对照护过程是否存在疑问。 （2）所处的环境是否满意、体位是否舒适、有无其他需求、是否可以开始操作。 4. 评估： （1）全身情况（精神状态、饮食、二便、睡眠等）。 （2）局部情况（颈部活动度、鼻腔情况等）。 （3）特殊情况（呼吸功能）。	沟通解释评估 操作前查对药物
实施过程	1. 实施要点： （1）观察给药侧鼻孔有无干痂，用棉棒清洁鼻腔内分泌物。 （2）协助老年人取卧位，颈下垫软枕，使老年人头部后仰，鼻孔朝向天花板。 （3）再次核对老年人的姓名、用药单、药物，将滴鼻剂瓶盖打开，盖口向上放在治疗盘内。 （4）一手托住老年人下颌部固定，另一手持滴鼻剂，向给药侧鼻孔内滴入药液 3～4 滴。 （5）轻揉给药侧鼻翼，使药液均匀渗入鼻黏膜。 （6）用纸巾擦拭鼻部分泌物，妥善处理用过的纸巾。 （7）协助老年人取舒适卧位，询问观察老年人用药后的反应。 （8）再次查对所使用药物。 2. 针对本次操作，进行健康宣教： （1）健康教育建议不少于 3 条。 （2）要求通俗易懂，有针对性。	滴鼻实施过程 健康宣教
整理记录	1. 询问老年人有无其他需求、是否满意（反馈）。 2. 整理各项物品。 3. 规范洗手。 4. 记录（不漏项），汇报异常情况。	图 2-1-6 整理记录

任务四　帮助王奶奶进行物理降温（冰敷）

表 2-1-4　为老年人进行物理降温（冰敷）操作流程

流程	技术操作要求	示范
工作准备	1. 介绍照护情境。 2. 物品准备：齐全，含冰袋、毛巾、纸巾、体温枪、记录单、笔、洗手液。 3. 环境准备：温、湿度适宜，光线明亮，空气清新。 4. 老年人准备：老年人状态良好，可以配合操作。 5. 个人准备：着装规范，规范洗手，并使用手消毒液消毒。	图 2-1-7　工作准备
沟通解释评估	1. 核对： （1）问好、自我介绍，注意友好微笑，称呼恰当。 （2）核对照护对象基本信息。 2. 介绍： （1）介绍操作内容、目的、时间、方法或关键步骤。 （2）介绍需要老年人注意和（或）配合的内容。 3. 询问： （1）老年人对照护过程是否存在疑问。 （2）所处的环境是否满意、体位是否舒适、有无其他需求、是否可以开始操作。 4. 评估： （1）全身情况（精神状态、饮食、二便、睡眠等）。 （2）局部情况（肢体活动度、皮肤情况等）。 （3）特殊情况（肢体感觉情况等）。	沟通解释评估
实施过程	1. 测量体温： 为老年人测量体温，再次确认是否有必要使用冰袋。 2. 放置冰袋： （1）检查冰袋是否完好，用毛巾包裹好。 （2）放下床挡，打开盖被，将冰袋置于合适位置。 （3）询问老年人感受。 （4）提醒老年人变换体位及感觉不适时按呼叫器。 （5）冰袋放置期间，每 10 分钟巡视一次，可酌情更换冰袋放置位置。 3. 取出冰袋： （1）用冷 30 分钟后，取出冰袋。 （2）检查冰袋情况。 （3）观察用冷部位皮肤情况。 （4）询问老年人感受，为老年人再次测量体温，判断降温效果及是否需要继续使用冰袋。 4. 针对本次操作，进行健康宣教： （1）健康教育建议不少于 3 条。 （2）要求通俗易懂，有针对性。	实施过程 健康宣教

（续表）

流程	技术操作要求	示范
整理记录	1. 询问老年人有无其他需求、是否满意（反馈）。 2. 整理各项物品。 3. 规范洗手。 4. 记录（不漏项），汇报异常情况。	图 2-1-8 整理记录

任务评价

登录复旦社云平台（www.fudanyun.cn），搜索"老年健康照护"，下载评价表格进行评价。

课后拓展

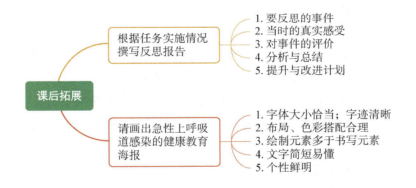

课后习题

扫码完成在线练习。

项目二 慢性阻塞性肺疾病老年人的健康照护

学习目标

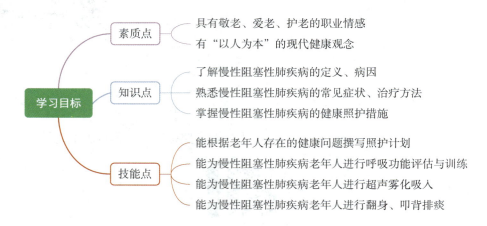

素质点
- 具有敬老、爱老、护老的职业情感
- 有"以人为本"的现代健康观念

知识点
- 了解慢性阻塞性肺疾病的定义、病因
- 熟悉慢性阻塞性肺疾病的常见症状、治疗方法
- 掌握慢性阻塞性肺疾病的健康照护措施

技能点
- 能根据老年人存在的健康问题撰写照护计划
- 能为慢性阻塞性肺疾病老年人进行呼吸功能评估与训练
- 能为慢性阻塞性肺疾病老年人进行超声雾化吸入
- 能为慢性阻塞性肺疾病老年人进行翻身、叩背排痰

情境案例

基本信息:马爷爷,男,60岁,退休工人,抽烟20余年。

疾病史:患有慢性阻塞性肺疾病7年余。

目前状况:近1周咳嗽、咯痰症状明显加重,咯黄色浓痰伴胸闷气短,体力活动明显受限。以"慢性阻塞性肺疾病伴有急性加重"入住医养结合机构。入院后查体为双肺底可闻及散在干、湿啰音;胸部CT检查报告显示"双肺慢性支气管炎,肺气肿";肺功能检查,FEV_1/FVC 为 65%,FEV_1 占预计值70%。医生予止咳、祛痰、控制感染等对症治疗,1周后症状明显减轻,饮食及睡眠尚可,但情绪焦虑不安。

根据马爷爷的身体情况,请完成以下照护任务:

任务一　为马爷爷撰写健康照护计划

任务二　为马爷爷进行呼吸功能评估和呼吸训练

任务三　为马爷爷进行超声波雾化吸入

任务四　为马爷爷进行翻身、叩背排痰

任务分析

知识点一:慢性阻塞性肺疾病的定义

慢性阻塞性肺疾病(COPD)是一种具有气流受限特征的肺部疾病,且气流受限不完全可逆,呈进行性发展,随着病情反复发作、急性加重,导致肺功能逐渐下降,患者日常活动甚至休息时也感到呼吸困难。

慢性阻塞性肺疾病与慢性支气管炎、慢性肺气肿密切相关;长期大量吸烟、反复支气管感染是导致慢性阻塞性肺疾病发生与发展的重要因素;空气污染、职业粉尘可损伤气道黏膜上皮,削弱纤毛清除功能,并使黏液分泌增加,为细菌感染创造条件。慢性阻塞性肺疾病患者气道改变见图2-2-1。

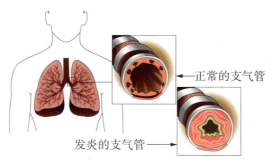

图 2-2-1　慢性阻塞性肺疾病气道改变示意图

知识点二：慢性阻塞性肺疾病的症状与体征

1. 慢性阻塞性肺疾病的主要症状

（1）慢性咳嗽、咯痰：晨起咳嗽较重，白天较轻。痰液为白色黏液或浆液性泡沫痰，急性发作期痰量增多，合并感染时痰液呈黄色浓痰。

（2）气短或呼吸困难：进行性加重的呼吸困难是慢性阻塞性肺疾病的标志性症状。早期，患者仅在体力劳动或上楼梯时出现气短或呼吸困难，随着病情的发展，呼吸困难逐渐加重，日常活动甚至休息时也感到气短。

（3）全身症状：晚期患者出现体重下降、食欲减退等症状。

（4）并发症：可出现自发性气胸、慢性肺源性心脏病、慢性呼吸衰竭。

2. 慢性阻塞性肺疾病的主要体征

早期无明显改变，晚期可出现桶状胸，见图 2-2-2。触诊语颤减弱；叩诊呈过清音，肺下界和肝浊音界下移；听诊双肺呼吸音减弱，呼吸时间延长，心音遥远，合并呼吸感染可出现干湿啰音。

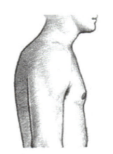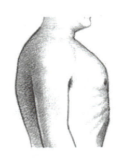

图 2-2-2　慢性阻塞性肺疾病患者桶状胸

知识点三：慢性阻塞性肺疾病的病程分期与治疗原则

（1）急性加重期：在短期内咳嗽、咯痰、脓痰量增多、气短或呼吸困难加重，可伴有发热等症状。治疗原则是进行氧疗（长时间、低流量）、控制感染和保持呼吸道通畅，对于严重呼吸困难的患者可酌情使用机械通气。使用的药物主要是支气管舒张药、祛痰药、糖皮质激素类药。

（2）慢性稳定期：慢性稳定期患者咳嗽、咯痰及气短等症状稳定或轻微。治疗原则是积极预防感染，减轻患者症状，提高其日常生活能力，延缓肺功能下降。常用的肺功能锻炼方法有呼吸训练、呼吸操和进行有氧运动。

知识点四：慢性阻塞性肺疾病的实验室检查和评估方法

1. 肺功能检查

肺功能检查对慢性阻塞性肺疾病诊断，评估疾病严重程度、进展情况、预后及治疗反应等有重要意义。根据 FEV_1/FVC、FEV_1 占预计值百分比、症状这三个指标可对慢性阻塞性肺疾病的严重程度作出分级，见表 2-2-1。FEV_1 指最大深吸气后第一秒最大呼出的气量。FVC 是指尽力最大吸气后，尽力尽快呼气所能呼出的最大气量，其正常值一般在2 400～3 400毫升。

表 2-2-1 慢性阻塞性肺疾病肺功能严重程度分级及表现

程度	FEV₁/FVC(%)	FEV₁占预计值(%)	表现
轻度	<70%	≥80%	可无明显异常
中度	<70%	50%～80%	劳累时出现呼吸急促
重度	<70%	30%～50%	日常活动出现呼吸急促
极重度	<70%	<30%	静息时出现严重气喘

2. X线检查

患者早期X线检查无明显变化，随着病情进展可出现肺纹理粗乱，并发肺气肿时胸廓前后径增大，肋间隙增宽，膈肌低平，两肺野透亮度增加。

3. 动脉血气分析

动脉血气分析对低氧血症、高碳酸血症、酸碱平衡失调以及呼吸衰竭的类型判断有重要价值。

知识点五：慢性阻塞性肺疾病的主要照护措施

1. 一般照护措施

（1）休息与活动。中度以上慢性阻塞性肺疾病患者急性加重期应以卧床休息为主，采取舒适体位；呼吸严重困难者，取半坐卧位或坐位，见图2-2-3；稳定期患者活动量以不引起疲劳、不加重症状为度。

（2）生活照护。给予高热量、高蛋白、高维生素、低盐、低脂、清淡、易消化饮食，避免进食辛辣刺激食物，禁烟戒酒，注意室内温、湿度适宜，空气流通。

2. 病情观察

观察患者咳嗽、咯痰及呼吸困难程度；观察呼吸的频率、节律、幅度及其变化特点，定期监测动脉血气分析。

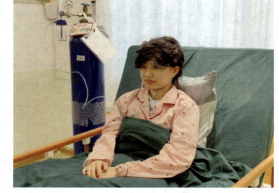

图 2-2-3 半坐卧位示意图

3. 氧疗照护

遵医嘱给予氧疗，可缓解患者呼吸困难。一般采用鼻导管持续低流量（1～2升/分）吸氧，避免吸入高浓度氧气而引起二氧化碳潴留。提倡长期家庭氧疗（LTOT），即指一昼夜持续吸入低浓度氧气15小时以上，使PaO_2≥60毫米汞柱或者SaO_2≥90%。氧疗有效指标为患者呼吸困难减轻、呼吸频率减慢、发绀减轻、心率减慢、活动耐力增加。

4. 呼吸功能锻炼

慢性阻塞性肺疾病老年人常需加强胸式呼吸、增加呼吸频率来代偿呼吸困难，而胸式呼吸的效能低于腹式呼吸，老年人容易产生疲劳。因此养老照护员应指导稳定期老年人进行腹式呼吸和缩唇呼吸，以加强膈肌运动，提高支气管内压，提高通气量，延缓小气道过早陷闭，以利于肺泡气体排出。

（1）腹式呼吸锻炼：患者取立位，体弱者亦可取坐位或半卧位。左右手分别放在上腹部和前胸，全身放松。吸气时用鼻缓慢吸入气体，同时放松腹肌，腹部凸出，手感到腹壁向上抬起。呼气时经口呼出，收缩腹肌，膈肌随腹腔内压增加而上抬，推动肺内气体排出，手感到腹壁下降。见图2-2-4。

(2) 缩唇呼吸锻炼:闭嘴经鼻吸气,呼气时口唇缩拢似吹口哨状,持续缓慢呼气,同时收缩腹部。吸与呼时间之比为1∶2或1∶3。缩唇大小程度与呼气流量以能使距口唇15～20厘米处,与口唇等高水平的蜡烛火焰随气流倾斜又不至于熄灭为宜。缩唇呼吸的主要目的是,通过缩唇形成的微阻来延长呼气时间,增加气道压力,延缓气道过早陷闭。见图2-2-5。

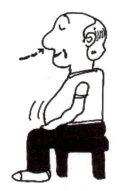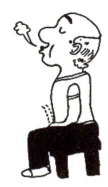

图2-2-4 腹式呼吸示意图

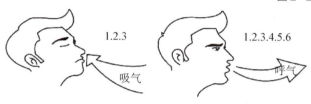

图2-2-5 缩唇呼吸锻炼

5. 心理照护

照护员应多与慢性阻塞性肺疾病老年人沟通,寻找并去除其产生焦虑和抑郁等不良情绪的原因,帮助老年人了解疾病的过程,提高应对能力,树立战胜疾病的信心,教会老年人缓解焦虑的方法,如听音乐、参与娱乐活动、读书等分散其注意力,缓解压力。鼓励家庭和社会多关注慢性阻塞性肺疾病老年人,增强老年人战胜疾病的信心,缓解其焦虑急躁情绪。

任务实施

任务一 为马爷爷撰写健康照护计划

表2-2-2 马爷爷健康照护计划

健康问题和照护目标	照 护 措 施
健康问题1:胸闷气短、呼吸困难 照护目标:胸闷气短现象消失好转,活动耐力增加	1. 适当休息,减少耗氧:遇马爷爷胸闷气促时,建议停止活动,尽量以端坐位或半卧位多休息,以缓解症状,促进舒适。日常生活活动量和强度以不引起胸闷气促为宜。 2. 氧疗,改善呼吸困难症状:遵医嘱予以低流量持续吸氧,氧流量以1～2升/分为宜;马爷爷每日吸入氧气时间≥15小时。注意安全使用氧气,氧气瓶须防热、防火、防油、防震,氧气管注意防扭曲堵塞。 3. 呼吸功能训练,提高耐受力:指导马爷爷进行缩唇呼吸训练——闭嘴经鼻吸气,呼气时口唇缩拢似吹口哨状,持续缓慢呼气,同时收缩腹部。吸与呼时间之比为1∶2或1∶3。缩唇大小程度与呼气流量以能使距口唇15～20厘米处,与口唇等高水平的蜡烛火焰随气流倾斜又不至于熄灭为宜。
健康问题2:咳嗽咳痰 照护目标:咳嗽咳痰减轻或消失	1. 药物照护:合理用药减少脓痰产生。遵医嘱"三查八对",协助马爷爷正确服药以控制慢性阻塞性肺疾病急性发作;告知马爷爷药物作用和不良反应;强调按时服药的重要性;设置服药闹钟,送药到手,评估马爷爷吞咽功能后,协助其用温开水送服药物,确保药物完全服下;观察用药效果和不良反应。 2. 生活照护:补充水分和营养,稀释痰液。每日饮水2 000毫升左右,可以充分稀释痰液。饮食清淡、营养丰富,增加身体抵抗力。

（续表）

健康问题和照护目标	照 护 措 施
	3. 定时协助排痰：每2小时进行翻身、叩背排痰，叩背部肺区，避开肾脏、脊柱、肩胛，手掌呈空心掌，轻重适宜，以每分钟120～180次的频率，快速、由外向内、从下到上叩击背部，每侧叩击3～5分钟，并指导马爷爷进行有效咳嗽促进排痰。遵医嘱使用超声波雾化吸入促进痰液稀释和排出。
健康问题3：心情焦虑 照护目标：知晓、配合治疗，情绪逐渐平稳	1. 进行疾病健康指导：照护团队医护人员为马爷爷做专业疾病健康指导，提高马爷爷对自身疾病的认知并知晓慢性阻塞性肺疾病的康复方法、注意事项。 2. 进行专业心理疏导：照护团队内心理医生每周为马爷爷做一次心理疏导，帮助和指导马爷爷掌握心理减压方法。 3. 加强日常交流沟通：照护人员多与马爷爷沟通交流，取得马爷爷信任，获得马爷爷配合，鼓励马爷爷倾诉。帮助其获得更多社会支持，联合社区、志愿者、家属，帮助马爷爷转移注意力，树立战胜疾病的信心。

任务二　为马爷爷进行呼吸功能评估和呼吸训练

表2-2-3　为老年人进行呼吸功能评估和呼吸训练操作流程

流程	技术操作要求	示范
工作准备	1. 介绍照护情境。 2. 物品准备：齐全，含带秒针的表、蜡烛或薄纸、记录卡、笔、洗手液。 3. 环境准备：温、湿度适宜，光线明亮，空气清新。 4. 老年人准备：老年人身心状态良好，可以配合操作。 5. 个人准备：着装规范，规范洗手，并使用手消毒液消毒。	图2-2-6　工作准备
沟通解释评估	1. 核对： (1) 问好、自我介绍、友好微笑、称呼恰当。 (2) 核对照护对象的基本信息。 2. 介绍： (1) 介绍操作内容、目的、时间、方法或关键步骤。 (2) 介绍需要老年人注意和（或）配合的内容。 3. 询问： (1) 老年人对照护过程是否存在疑问。 (2) 所处的环境是否满意、体位是否舒适、有无其他需求、是否可以开始操作。 4. 评估： (1) 全身情况（精神状态、饮食、二便、睡眠等）。 (2) 局部情况（肢体活动度、皮肤情况等）。 (3) 特殊情况（既往疾病情况、目前疾病情况和主观感受等）。	沟通解释评估
实施过程	1. 呼吸功能评估： (1) 慢性阻塞性肺疾病患者日常生活能力评定。按患者日常生活中出现气短、气促症状，慢性阻塞性肺疾病分成6级。 0级：虽存在不同程度的呼吸功能减退，但活动如常人。日常生活能力不受影响，即和常人一样，一般劳动时不出现气短、气促。 1级：一般劳动时出现气短，但常人尚未出现气短。	日常生活能力评定

(续表)

流程	技术操作要求	示范
	2级：平地步行不气短，速度较快或登楼、上坡时，同行的同龄健康人不感到气短而自己感到气短。 3级：慢走不及百步出现气短。 4级：讲话或穿衣等轻微动作时有气短。 5级：安静时也有气短，无法平卧。	
	(2) 呼吸频率： ① 呼吸前15～20分钟无剧烈运动、情绪激动等影响呼吸的因素。 ② 呼吸的规律性；呼吸是否充分。 ③ 说话时气息音是否过重。 ④ 胸式/腹式呼吸。 ⑤ 照护员保持诊脉姿势，以分散老年人注意力，眼睛观察老人胸部或腹部起伏，一起一伏为一次呼吸，测量30秒，所测值乘以2，即为呼吸频率(若为老年人首次测量呼吸，须测量1分钟)。	操作视频 呼吸频率测量
	(3) 呼吸道、肺部听诊： 使用听诊器在肺部进行听诊，听诊的顺序一般是从上到下、从左到右，先听前胸，然后再听后背，如果有需要对比的听诊，也可以左右两个肺部进行对比听诊。在听到异常的听诊音之后可以让老年人深呼吸，然后再继续听诊。	操作视频 呼吸道、肺部听诊
	2. 呼吸功能训练： (1) 缩唇呼吸：老年人取舒适放松体位——仰卧位或半坐卧位；先经鼻深吸一口气约1～2秒，然后屏气2～3秒，接着经嘴缓慢呼气，缩唇微闭，呼气4～6秒；吸气与呼气时间比以1∶2或1∶3为宜。每日2～3次，每次5～10分钟。 可取一张A4纸，距离口约15～20厘米；深吸一口气1～2秒，然后屏气2～3秒，接着经嘴缓慢呼气，缩唇微闭呼气4～6秒，匀速将纸片吹起。重复进行。 (2) 腹式呼吸：老年人取仰卧位或半坐卧位，两膝半屈使腹肌放松；一手放在胸骨柄处，以感觉胸部起伏，另一手放在腹部，以感觉腹部隆起程度。用鼻缓慢深吸气，膈肌松弛，尽力将腹部挺出；缓慢呼气，腹肌收缩，腹部下凹。吸气与呼气时间比以1∶2或1∶3为宜。每日2～3次，每次5～10分钟。	操作视频 呼吸功能训练
	3. 针对本次操作，进行健康宣教： (1) 健康教育建议不少于3条。 (2) 要求通俗易懂有针对性。	操作视频 健康宣教
整理记录	1. 询问老年人有无其他需求、是否满意(反馈)。 2. 整理各项物品。 3. 规范洗手。 4. 记录(不漏项)，汇报异常情况。	图2-2-7 整理记录

任务三　为马爷爷进行超声波雾化吸入

表 2-2-4　为老年人进行超声波雾化吸入操作流程

流程	技术操作要求	示范
工作准备	1. 介绍照护情境。 2. 物品准备：齐全，含治疗单、药物、超声波雾化器、冷蒸馏水、口含嘴、螺纹管、毛巾、水杯、弯盘、洗手液等。 3. 环境准备：温、湿度适宜，光线明亮，空气清新。 4. 老年人准备：老年人身心状态良好，可以配合操作。 5. 个人准备：着装规范，规范洗手，并使用手消毒液消毒。	图 2-2-8　工作准备
沟通解释评估	1. 核对： （1）问好、自我介绍、友好微笑、称呼恰当。 （2）核对照护对象基本信息。 2. 介绍： （1）介绍操作内容、目的、时间、方法或关键步骤。 （2）介绍需要老年人注意和（或）配合的内容。 3. 询问： （1）老年人对照护过程是否存在疑问。 （2）所处的环境是否满意、体位是否舒适、有无其他需求、是否可以开始操作。 4. 评估： （1）全身情况（精神状态、饮食、二便、睡眠等）。 （2）局部情况（肢体活动度等）。 （3）特殊情况（既往疾病情况、目前疾病情况和主观感受等）。	沟通解释评估
实施过程	1. 超声波雾化吸入： （1）核对给药单信息，房间号、床号、姓名、药物无误。 （2）检查超声波雾化机器：检查超声波雾化器是否性能完好，将雾化器各附件连接妥当，在雾化机水槽内加入冷蒸馏水至浮标浮起至最低和最高水位线之间，浸没雾化罐底部的透声膜。 （3）再次核对用药与老年人信息。 （4）雾化机内加入药液：将药液稀释至 30～50 毫升后加入雾化罐内，检查无漏水后，将雾化罐放入水槽内，盖好水槽罐。 （5）接通雾化机电源，打开电源开关，预热 3 分钟。 （6）摇高床头至 45 度，协助老年人取半卧位，将毛巾围于老年人颌下。 （7）指导老年人用嘴做深而慢的吸气，用鼻呼气。 （8）打开雾化开关，连接口含嘴，调节雾化器定时 15 分钟，调节雾量。 （9）确认老年人呼吸方式正确，无不适。 （10）再次核对用药与老年人信息。 （11）15 分钟后雾化完毕，整理超声波雾化器，协助老年人漱口。 2. 针对本次操作，进行健康宣教： （1）健康教育建议不少于 3 条。 （2）要求通俗易、懂有针对性。	超声雾化吸入

（续表）

流程	技术操作要求	示范
整理记录	1. 询问老年人有无其他需求、是否满意（反馈）。 2. 整理各项物品。 3. 规范洗手。 4. 记录（不漏项），汇报异常情况。	图 2-2-9 整理记录

任务四 为马爷爷进行翻身、叩背排痰

表 2-2-5 为老人进行翻身、叩背排痰操作流程

流程	技术操作要求	示范
工作准备	1. 介绍照护情境。 2. 物品准备：齐全，含毛巾、水杯、弯盘、洗手液等。 3. 环境准备：温、湿度适宜，光线明亮，空气清新。 4. 老年人准备：老年人身心状态良好，可以配合操作。 5. 个人准备：着装规范，规范洗手，并使用手消毒液消毒。	图 2-2-10 工作准备
沟通解释评估	1. 核对： （1）问好、自我介绍、友好微笑、称呼恰当。 （2）核对照护对象基本信息。 2. 介绍： （1）介绍操作内容、目的、时间、方法或关键步骤。 （2）介绍需要老年人注意和（或）配合的内容。 3. 询问： （1）老年人对照护过程是否存在疑问。 （2）所处的环境是否满意、体位是否舒适、有无其他需求、是否可以开始操作。 4. 评估： （1）全身情况（精神状态、饮食、二便、睡眠等）。 （2）局部情况（肢体活动度、皮肤情况等）。 （3）特殊情况（既往疾病情况、目前疾病情况和主观感受等）。	沟通解释评估
实施过程	1. 放下右侧床挡，打开盖被，"S"型折叠，放置于左侧或床尾。 2. 将老年人头部和枕头移向左侧。 3. 协助老年人向左侧移位。操作中，注意保暖，避免老年人受凉。 4. 将老年人向右侧整体翻身至床中线位置。 5. 在老年人右颈肩部垫一小软枕，右侧肘部下垫一软枕，在左上臂与左胸部之间垫一软枕，在左、右小腿下分别垫软枕。盖好盖被，折好被筒。	实施过程

(续表)

流程	技术操作要求	示范
	6. 在老年人口部下方放置弯盘。检查背部皮肤有无破损。 7. 背部叩击从背部第十肋骨向上至肩部进行,两侧交替。 8. 五指并拢呈弓形,掌心与手指呈120度角。由下至上,由两侧到中央,有节律地叩击老年人背部。 9. 叩击的相邻部位应重叠1/3,力量中等,以老年人耐受为准。每分钟叩击120~180次,持续3~6分钟,每天叩击3~5次。叩击时注意避开双肾、骨隆突处、脊柱、心脏等区域。 10. 叩击的同时嘱咐老年人用力深吸气后再屏气,并用力将痰液咳出。	
	11. 针对本次操作,进行健康宣教: (1) 健康教育建议不少于3条。 (2) 要求通俗易懂,有针对性。	健康宣教
整理记录	1. 询问老年人有无其他需求、是否满意(反馈)。 2. 整理各项物品。 3. 规范洗手。 4. 记录(不漏项),汇报异常情况。	图2-2-11 整理记录

任务评价

登录复旦社云平台(www.fudanyun.cn),搜索"老年健康照护",下载评价表格进行评价。

课后拓展

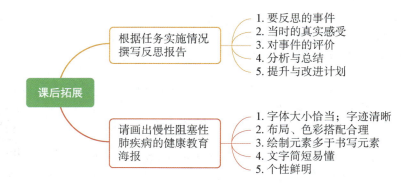

课后习题

扫码完成在线练习。

项目三 支气管哮喘老年人的健康照护

学习目标

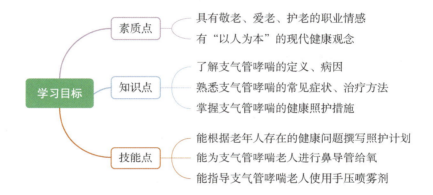

- 素质点
  - 具有敬老、爱老、护老的职业情感
  - 有"以人为本"的现代健康观念
- 知识点
  - 了解支气管哮喘的定义、病因
  - 熟悉支气管哮喘的常见症状、治疗方法
  - 掌握支气管哮喘的健康照护措施
- 技能点
  - 能根据老年人存在的健康问题撰写照护计划
  - 能为支气管哮喘老人进行鼻导管给氧
  - 能指导支气管哮喘老人使用手压喷雾剂

情境案例

基本信息：许爷爷，67岁，170厘米，70千克，本科文化，退休教师，退休金5 000元/月，儿女经济条件好，平时喜欢看书、下象棋，喜好咸菜、浓茶，性格孤僻、急躁易怒。

疾病史：许爷爷偶尔咳嗽伴喘息，诊断为"支气管哮喘"，间断吸入布地奈德治疗。

目前情况：近1周天气变冷，许爷爷出现发作性伴有哮鸣音的呼气性呼吸困难、胸闷、咯痰，再次以"支气管哮喘"收入住院。入院后完善相关检查，听诊双肺满布哮鸣音，肺功能检查为中度阻塞型肺通气功能障碍，支气管舒张试验阳性。医生给予其抗感染、止咳、化痰、平喘等对症治疗。治疗1周，症状明显缓解，但许爷爷对疾病的反复发生感到非常焦虑、悲观。

根据许爷爷的身体情况，请完成以下照护任务：

任务一　为许爷爷撰写健康照护计划

任务二　为许爷爷进行鼻导管给氧

任务三　指导许爷爷使用手压喷雾剂

任务分析

知识点一：支气管哮喘的定义

支气管哮喘（BA）是由多种细胞和细胞成分参与的气道慢性、特异性炎症性疾病，出现喘息、气促、胸闷和(或)咳嗽等症状。多种细胞有嗜酸性粒细胞、肥大细胞、T淋巴细胞、中性粒细胞、气道上皮细胞等，细胞成分有组胺、白三烯等。

哮喘发生和气道高反应性有关，气道易敏感，受刺激时出现广泛而多变的可逆性呼气气流受限（图2-3-1）。哮喘患者虽可自行缓解或经治疗缓解，但如果诊治不及时，可迅速导致窒息，或随病程的延长可产生气道不可逆性缩窄和气道重塑。

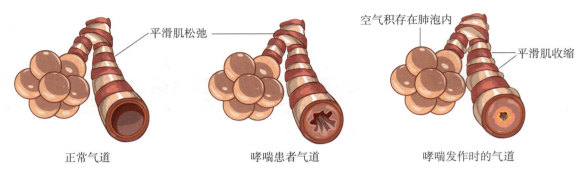

图2-3-1 哮喘患者气道的变化示意图

知识点二：支气管哮喘的常见症状

哮喘症状可在数分钟内发作，经数小时至数天，用支气管舒张剂缓解或自行缓解。一些患者在缓解数小时后可再次发作。夜间及凌晨发作和加重是哮喘的常见特征之一。

典型表现：伴有哮鸣音的呼气性呼吸困难，严重者被迫采取坐位或呈端坐呼吸，甚至出现发绀等；干咳或咯大量白色泡沫痰。

不典型表现：发作性咳嗽、胸闷。

知识点三：支气管哮喘的发病原因

1. 遗传因素

哮喘与多基因遗传有关。哮喘患者亲属患病率高于群体患病率，且亲缘关系越近，患病率越高；患者病情越严重，其亲属患病率也越高。

2. 环境因素

（1）室内外过敏原：室内外过敏原是哮喘发生最重要的病因。室内过敏原最常见的是尘螨和真菌，室外过敏原最常见的是花粉与草粉。动物毛屑也能引起哮喘发作。

（2）职业性过敏原：职业环境中的致敏物主要有谷物粉、面粉、木材、饲料、茶、咖啡豆、家蚕、鸽子、蘑菇、抗生素（青霉素、头孢霉素）、松香、活性染料、过硫酸盐、乙二胺等。

（3）药物及食物：阿司匹林、普萘洛尔和一些非皮质激素类抗炎药是药物所致哮喘的主要过敏原。此外，鱼、虾、蟹、蛋类、牛奶等食物亦可诱发哮喘。

3. 促发因素

常见空气污染、吸烟、呼吸道感染，如细菌、病毒、原虫、寄生虫等感染，妊娠以及剧烈运动，气候转变；多种非特异性刺激，如吸入冷空气、蒸馏水雾滴等都可诱发哮喘发作。此外，精神因素亦可诱发哮喘。

知识点四：支气管哮喘的检查方法

1. 体格检查

发作期胸部呈过度充气状态，胸廓膨隆，叩诊呈过清音，多数有广泛的呼气相为主的哮鸣音，呼气音延长。严重哮喘发作时常有呼吸费力、大汗淋漓、发绀、胸腹反常运动、心率增快、奇脉等体征。缓解期可无异常体征。

2. 实验室和其他检查

血常规检查可见较多嗜酸性粒细胞，肺功能检查时呼气流速指标显著下降、残气占肺总量百分比增高；血气分析显示通气/血流比值失衡。重症哮喘时气道阻塞严重，可有缺氧及二氧化碳潴留，出现呼吸性酸中毒。胸部 X 线检查早期可见两肺透亮度增加，呈过度充气状态；特异性过敏原的检测显示外周血过敏原特异性 IgE 增高。

知识点五：支气管哮喘的治疗方法

哮喘治疗的目标在于良好控制哮喘症状，维持正常的活动水平，同时尽可能减少急性发作和死亡、肺功能不可逆损害和药物相关不良反应的发生。具体治疗方法如下：

1. 脱离过敏原

脱离过敏原是防治哮喘最有效的方法。避免接触一切可疑过敏原，有明确过敏原者，应尽快脱离该明确过敏原。

2. 药物治疗

（1）糖皮质激素

糖皮质激素控制气道炎症最为有效，给药途径包括吸入、口服和静脉用药等。糖皮质激素吸入给药是目前哮喘长期治疗的首选给药途径，常用药物有倍氯米松、布地奈德、氟替卡松、莫米松等。口服糖皮质激素给药有泼尼松、泼尼松龙等，症状缓解后逐渐减量至每天≤10 毫克，然后改用吸入剂。糖皮质激素静脉用药一般适用于严重哮喘发作，经静脉输注琥珀酸氢化可的松或甲泼尼龙。

（2）β_2 受体激动药

β_2 受体激动药为控制哮喘急性发作的首选药物。有吸入、口服和静脉三种制剂。首选吸入给药，包括定量气雾剂、干粉剂和雾化液。吸入给药常用药物有沙丁胺醇和特布他林。

（3）茶碱类药物

茶碱类药物具有舒张支气管和气道抗炎作用，包括口服和静脉给药。口服给药有氨茶碱和缓释茶碱，适用于夜间哮喘发作；静脉给药主要用于重症和危重症哮喘。

（4）抗胆碱药

抗胆碱药有舒张支气管及减少黏液分泌的作用，如异丙托溴铵，起到舒张支气管平滑肌，解除支气管痉挛，缓解呼气困难，改善通气，缓解缺氧的作用，不良反应是黏液分泌减少导致痰液黏稠，不易咳出。

知识点六：支气管哮喘的主要照护措施

1. 一般照护措施

患者需适当休息，每天至少保证 7～8 小时睡眠，环境安静；有明确过敏原的老年人应避免接触该过敏原，春季等花粉高峰期减少外出，避免室外过敏原刺激诱发哮喘；家中避免养宠物，不用地毯，定期清理空调滤芯，保持室内清洁、空气流通。

合理膳食，均衡营养，提供清淡易消化、热量充足的饮食；避免摄入鸡蛋、鱼、虾、蟹等致敏食物；避免摄入食物添加剂,如亚硝酸盐等,以免导致哮喘发生;饮酒、吸烟的老年人,应嘱其戒烟戒酒。

2. 用药照护

支气管哮喘常用药物有糖皮质激素、β_2 受体激动药、茶碱类药物、抗胆碱药。照护员应遵医嘱按时按量协助老年人给药,并注意观察药物疗效和不良反应。药物不良反应如下:

(1) 糖皮质激素:少数老年人会发生口腔念珠菌感染和声音嘶哑,需指导老年人吸入药物后及时用清水含漱口咽部;口服用药宜在饭后服用,以减少对胃肠道黏膜的刺激。

(2) β_2 受体激动药:不宜长期、规律、单一、大量使用。长期应用 β_2 受体激动药,可引起受体功能下降和气道反应性增高,出现耐药性,故应指导老年人按医嘱用药。

(3) 茶碱类药物:不良反应有恶心、呕吐、心律失常、血压下降及多尿,偶有呼吸中枢兴奋,严重者可致抽搐甚至死亡。有心、肝、肾功能障碍及甲状腺功能亢进的老年人不良反应增加,应密切观察,一旦出现相关症状应及时报告或到医院就诊。茶碱缓(控)释片有控释材料,不能嚼服,必须整片吞服。

(4) 抗胆碱药:不良反应有黏液分泌减少,痰液黏稠,不易咳出。

3. 氧疗护理

重症哮喘老年人常伴有不同程度的低氧血症,应给予鼻导管或面罩吸氧,吸氧流量为每分钟1~2升,吸入氧浓度一般不超过40%。为避免气道干燥和寒冷气流刺激而导致气道痉挛,应尽量吸入温暖、湿润的氧气。

4. 病情观察

观察哮喘发作的前驱症状,如鼻咽痒、喷嚏、流涕、眼痒等黏膜过敏症状;观察老年人咳嗽情况、痰液性状和量。及时进行处理、上报或记录。

5. 促进排痰照护

(1) 对于痰液黏稠的老年人,可定时给予超声波雾化吸入,指导其进行有效咳嗽,协助叩背,甚至进行负压吸引器吸痰,以促进其痰液排出。

(2) 补充水分:哮喘急性发作时,老年人呼吸增快、出汗,常伴脱水、痰液黏稠。应鼓励老年人饮水2 000毫升/天,以补充丢失的水分,稀释痰液。

6. 心理照护

精神心理因素在哮喘的发生、发展过程中起重要作用,培养老年患者具有良好的情绪和战胜疾病的信心是治疗和照护的重要内容。抑郁、焦虑、恐惧、性格改变等是哮喘老年患者的常见心理反应,给予心理疏导,使老年人保持规律生活、乐观情绪,积极参加体育锻炼,最大程度保持劳动能力可有效减轻老年人的不良心理反应。此外,老年人还有社会适应能力下降、自信心下降、交际减少等心理反应,可指导老年人充分利用社会支持系统,动员老年人亲朋参与对其的管理,为其身心康复提供各方面的支持。

7. 健康教育

(1) 疾病知识指导。指导老年人增加对哮喘的激发因素、发病机制、控制目的和效果的认知,可提高老年人的治疗依从性。稳定期的维持治疗是哮喘患者疾病长期管理的重点内容,使老年人懂得哮喘虽不能彻底治愈,但长期接受规范化治疗能帮助他达到没有或仅有轻度症状,和正常人一样生活、工作和学习的效果。

(2) 避免诱因指导。针对个体情况,指导老年人有效控制可诱发哮喘发作的各种因素,如:避免摄入易引起过敏的食物;避免持续喊叫等过度换气动作;避免强烈的精神刺激和剧烈运动;不养宠物;戴围巾或口罩以避免冷空气刺激,预防呼吸道感染;避免接触刺激性气体;在哮喘缓解期加强体育锻炼、耐寒锻炼、耐力训练,以增强体质。

(3) 病情监测指导。指导老年人识别哮喘发作的先兆表现和病情加重的征象,学会哮喘发作时进行简单的紧急自我处理方法。学会利用峰流速仪来监测最大呼气峰流速,做好哮喘日记,为疾病预防和治疗提供资料。

任务实施

任务一 为许爷爷撰写健康照护计划

表 2-3-1 许爷爷健康照护计划

健康问题和照护目标	照 护 措 施
健康问题1：呼吸困难、胸闷 照护目标：许爷爷呼吸困难、胸闷较少或消失	1. 体位照护：让许爷爷卧床休息，抬高床头，布置良好的休息环境（空气清新、安静、温、湿度适宜，床铺舒适）。嘱咐许爷爷维持情绪平静，减少耗氧量。 2. 氧气吸入：坚持氧疗，氧流量为1~2升/分为宜。保持氧气湿润、温暖以免刺激气道，引起痉挛。 3. 用药照护：遵医嘱协助许爷爷正确用药；使用布地奈德等糖皮质激素吸入剂时不得自行减量或停药；不长期单独使用β_2受体激动药。
健康问题2：咳嗽、咳痰 照护目标：许爷爷咳嗽、咳痰较少或消失	1. 观察许爷爷咳嗽情况、痰液性质及量。 2. 其痰液稠稀时，应给予超声波雾化吸入。指导许爷爷进行有效咳嗽，协助叩背，以促进痰液排出，若无效，进行负压吸引器吸痰。 3. 补充水分：哮喘急性发作时，老年人呼吸增快、出汗，常伴脱水、痰液黏稠，形成痰栓，阻塞小支气管，加重呼吸困难。应鼓励许爷爷饮水2000毫升/天，以补充丢失的水分，稀释痰液。 4. 饮食指导：为许爷爷提供清淡易消化的饮食，营养均衡，热量充足，以提高耐受性。
健康问题3：焦虑、悲观 照护目标：许爷爷焦虑、悲观较大减轻或消失，能积极面对疾病	1. 每周为许爷爷做一次心理疏导，照护团队人员包括医生、护士、护理员、营养师等人员。 2. 联系社区工作人员和志愿者，多与其沟通交流，进行全方位健康宣教，取得其信任、配合。 3. 帮助许爷爷了解支气管哮喘的治疗和自我照护方法，缓和情绪，正确面对疾病，树立战胜疾病的信心。

任务二 为许爷爷进行鼻导管给氧

表 2-3-2 鼻导管给氧操作流程

流程	技术操作要求	示范
工作准备	1. 介绍照护情境。 2. 物品准备：齐全，含吸氧卡，氧气表，湿化瓶（内盛1/2纯净水），氧气管，小药杯（内装凉开水），无菌棉签，纱布缸（内装纱布数块、通气管），扳手，笔，弯盘。 3. 环境准备：温、湿度适宜，光线明亮，病房无烟火、易燃品。 4. 老年人准备：老年人状态良好，可以配合操作。 5. 个人准备：着装规范，规范洗手，并使用手消毒液消毒。	图2-3-2 工作准备
沟通解释评估	1. 核对： （1）问好、自我介绍、友好微笑、称呼恰当。 （2）核对照护对象基本信息。 2. 介绍： （1）介绍操作内容、目的、时间、方法或关键步骤。 （2）介绍需要老年人注意和（或）配合的内容。	沟通解释评估

（续表）

流程	技术操作要求	示范
沟通解释评估	3. 询问： （1）老年人对照护过程是否存在疑问。 （2）所处的环境是否满意，体位是否舒适，有无其他需求，是否可以开始操作。 4. 评估： （1）全身情况（意识与精神状态，生命体征，缺氧的原因、表现和程度，饮食，二便，睡眠等）。 （2）局部情况（鼻腔有无分泌物，黏膜有无红肿，鼻中隔有无偏曲，鼻腔是否畅通等）。 （3）特殊情况（有无紧张、恐惧、焦虑，是否合作）。	
吸氧操作过程	1. 装表： （1）查"有氧"及"四防"标识。 （2）取钢帽，开总开关吹尘。 （3）接氧气表，旋紧固定，使氧气表直立于氧气筒旁。 （4）连接通气管、湿化瓶（口述瓶内液体及量）。 （5）关闭流量表开关，开总开关，开流量开关，检查各衔接部分有无漏气，氧流是否通畅。 2. 给氧： （1）再次核对，解释，以取得老年人合作。 （2）用湿棉签清洁并检查鼻腔。 （3）取出氧气管，展开、理顺后连接氧气表。 （4）打开流量表开关，调节氧流量（口述流量调节标准及实际调整的流量）。 （5）湿润氧气管前端，检查氧气管是否通畅。 （6）将氧气管鼻塞塞入老年人鼻腔，固定氧气管。 3. 观察用氧情况： 用氧过程中注意观察氧疗效果与不良反应（口述用氧有效的指征至少3点，如呼吸平稳，口唇红润，神志清楚，血氧指数，头晕等症状缓解）。 4. 针对本次操作，进行健康宣教： （1）健康教育建议不少于3条。 （2）要求通俗易懂，有针对性。	吸氧操作过程 健康宣教
整理记录	1. 询问老年人有无其他需求、是否满意（反馈）。 2. 整理各项物品；规范洗手。 3. 记录（不漏项），汇报异常情况。	图2-3-3 整理记录

任务三　指导许爷爷使用手压喷雾剂

表 2-3-3　指导老年人使用手压喷雾剂操作流程

流程	技术操作要求	示范
工作准备	1. 介绍照护情境。 2. 物品准备：齐全，含手压喷雾剂，口杯（内装凉开水），纸巾，弯盘，笔，记录单。 3. 环境准备：温、湿度适宜，光线明亮，空气清新。 4. 老年人准备：老年人状态良好，可以配合操作。 5. 个人准备：着装规范，规范洗手，并使用手消毒液消毒。	图 2-3-4　工作准备
沟通解释评估	1. 核对： （1）问好、自我介绍、友好微笑、称呼恰当。 （2）核对照护对象基本信息。 2. 介绍： （1）介绍操作内容、目的、时间、方法或关键步骤。 （2）介绍需要老年人注意和（或）配合的内容。 3. 询问： （1）老年人对照护过程是否存在疑问。 （2）所处的环境是否满意，体位是否舒适，有无其他需求，是否可以开始操作。 4. 评估： （1）全身情况（意识与精神状态，生命体征，缺氧的原因、表现和程度，饮食，二便，睡眠等）。 （2）局部情况（口腔、鼻腔黏膜有无破损，鼻腔是否通畅）。 （3）特殊情况（既往用药史、过敏史等）。	沟通解释评估
实施过程	1. 给药： （1）取下保护盖，充分摇匀药液，上下摇动 5～6 次。 （2）倒置药瓶，将喷嘴放入口中，用嘴唇将吸入器包裹起来。 （3）轻轻呼出气体。 （4）在吸气开始时，按压气雾瓶顶部，使药喷出。随着深吸气的动作，药物经口缓慢地吸入。 （5）开始吸气时，摁下开关并深吸气。 （6）移开吸入器，尽可能屏住呼吸 10 秒钟，然后再缓慢呼气。 （7）每次 1～2 喷，间隔时间不少于 3～4 小时。 （8）吸入结束后漱口，防止药物对口腔黏膜的刺激及真菌感染。 （9）擦净吸入器的口含部分，放于阴凉处备用。 2. 观察和报告疗效和不良反应。 3. 交代注意事项，如随时携带手压喷雾剂、及时补充等。 4. 针对本次操作，进行健康宣教：健康教育建议不少于 3 条；要求通俗易懂，有针对性。	实施过程 健康宣教
整理记录	1. 询问老年人有无其他需求、是否满意（反馈）。 2. 整理各项物品。 3. 规范洗手。 4. 记录（不漏项），汇报异常情况。	图 2-3-5　整理记录

任务评价

登录复旦社云平台(www.fudanyun.cn),搜索"老年健康照护",下载评价表格进行评价。

课后拓展

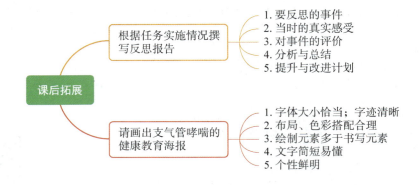

课后习题

扫码完成在线练习。

模块三

心脑血管系统疾病的健康照护

模块导读

心血管系统又称循环系统,是由心脏、血管和调节血液循环的神经和体液组成。其功能主要是为全身各器官组织运输血液,通过血液将氧、营养物质等供给组织,并将组织产生的代谢废物运走,保证人体新陈代谢的正常进行,维持生命活动。心脏是一个中空的器官,其内部分为左、右心房和左、右心室4个腔。左、右心房之间为房间隔,左、右心室之间为室间隔。右心房、右心室之间的瓣膜称三尖瓣,左心房、左心室之间的瓣膜称二尖瓣,两侧瓣膜均有腱索与心室乳头肌相连。左心室与主动脉之间的瓣膜称主动脉瓣,右心室与肺动脉之间的瓣膜称肺动脉瓣。心脏有节律地跳动,是由于心脏本身有一种特殊的心肌纤维,具有自动节律性兴奋的能力,称心脏传导系统。心脏传导系统包括窦房结、结间束、房室结、房室束、左右束支及其分支和浦肯野纤维,其结构见图3-0-1。窦房结为心脏正常的起搏点。当心脏传导系统的自律性和传导性发生异常改变或存在异常传导组织时,可发生各种心律失常。

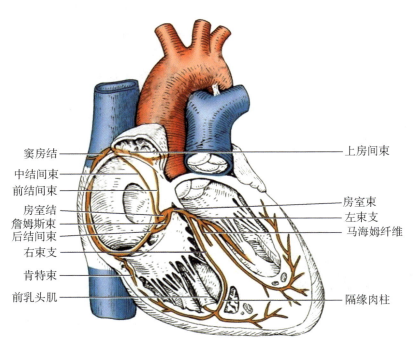

图3-0-1 心脏传导系统示意图

心脏的血液供应来自左、右冠状动脉。左冠状动脉主干很短,分为前降支和回旋支。前降支及其分支主要分布于左心室前壁、心尖、前乳头肌等部位;回旋支及其分支主要分布于左心房、左心室侧壁等部位。右冠状动脉分布于右心室、右心房前壁大部分、右心室侧壁和后壁的全部等。冠状动脉的某一支血管发生慢性闭塞时,其他两支血管可能通过侧支形成来维持其分布区域心肌的血供,但侧支形成的能力受多种因素的影响，个体差异很大。冠状动脉的一支或多支发生狭窄甚至阻塞而侧支循环尚未建立时，可造成相应供血区域的心肌发生缺血性改变或坏死。

人体血液循环分为肺循环和体循环。体循环是血液自左心室泵出，经主动脉及其分支到达全身毛细血管再通过各级静脉，最后经上、下腔静脉返回右心房。肺循环是血液由右心室泵出，经肺动脉及其分支到达肺泡毛细血管，再经肺静脉进入左心房。房间隔、室间隔结构完整及心脏瓣膜结构与功能正常，才能保证血液朝一个方向流动，防止血液反流或分流。其结构见图3-0-2。

《中国心血管健康与疾病报告2022》指出，中国心血管病患病率处于持续上升阶段，心血管病死亡占城乡居民总死亡原因的首位，农村为48%，城市为45.86%。心血管疾病的发病随着年龄的增长而增加，是老年人的常见病、多发病。随着增龄，人心脏及血管的形态和

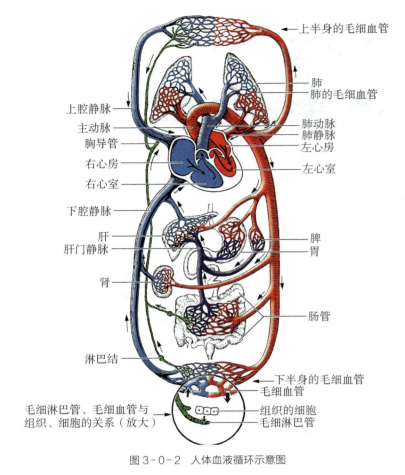

图3-0-2 人体血液循环示意图

功能都会发生变化，如心室容积减少、心内膜和瓣膜增厚、心脏泵血功能下降、心排出量减少、动脉硬化等，从而发生冠状动脉粥样硬化、二尖瓣狭窄等疾病。心血管疾病常见症状包括心源性呼吸困难、心源性水肿、心源性晕厥、心悸、胸痛等。常见的检查包括实验室检查，如血电解质检查、血糖、心肌坏死标志物检查等，影像学检查包括心电图、动态心电图、超声心动图、X线、CT、MRI、放射性核素检查、心导管和血管造影等。本模块心血管系统常见疾病的健康照护学习内容，具体见图3-0-3。

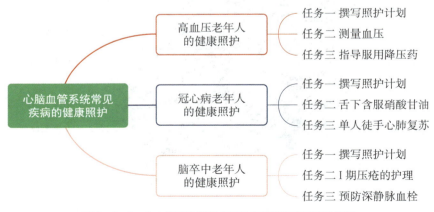

图3-0-3 心血管系统常见疾病的健康照护学习思维导图

项目一 高血压老年人的健康照护

学习目标

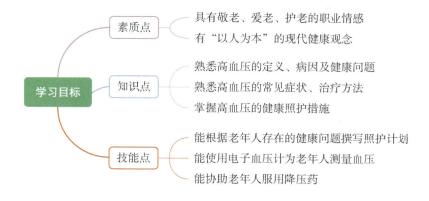

情境案例

基本信息：李奶奶，71岁，156厘米，65千克，饮食口味较重，爱吃咸菜、腊肉和面食。

疾病史：15年前出现头晕、头痛，多次测血压140～160/90～110毫米汞柱，诊断为高血压，医嘱每日口服硝苯地平片10毫克/次，每天3次。

目前状况：近1周，李奶奶受凉后感头痛加剧，伴胸闷，睡眠不佳。测生命体征：体温36.9摄氏度，脉搏88次/分，呼吸18次/分，血压188/110毫米汞柱。口唇无发绀，双下肢无水肿。医嘱仍予硝苯地平片口服外，尝试调整药物治疗方案，同时治疗感冒，促进睡眠等处理。李奶奶目前记忆力下降明显，经常忘记服药。加之自感头晕及头胀，内心有些焦虑不安。

根据李奶奶的身体情况，请完成以下照护任务：

任务一　为李奶奶撰写健康照护计划

任务二　使用电子血压计为李奶奶测量血压

任务三　协助李奶奶服用降压药

任务分析

知识点一：高血压的定义

高血压是以动脉血压持续升高为特征，可伴有心脏、血管、脑和肾脏等器官功能性或器质性改变的心血管综合征，分为原发性高血压和继发性高血压。原发性高血压病因不明，简称为高血压；继发性高血压是由某些确定疾病，如急慢性肾小球肾炎、肾功能不全、甲状腺功能亢进症、糖尿病、原发性醛固酮增多症、嗜铬细胞瘤等所引起的血压升高，占高血压病人的5%～10%。高血压是老年人最常见的慢性病之一，也是心脑血管病最主要的危险因素，可导致脑卒中、心力衰竭及慢性肾病等主要并发症，严重影响患者的生存质量。

知识点二：高血压的病因

原发性高血压是多因素交互导致正常血压调节机制失代偿所致。常见因素如下：

1. 遗传因素

原发性高血压有明显的家族聚集性，双亲均有高血压者，其发生高血压的概率高达46%，约60%高血压人群有高血压家族史。

2. 环境因素

（1）饮食。科学研究显示食盐摄入量与高血压的发生和血压水平呈正相关；缺乏叶酸导致血浆同型半胱氨酸水平增高，与高血压发病呈正相关；低钾饮食、高蛋白质饮食、饮食中饱和脂肪酸或饱和脂肪酸与不饱和脂肪酸高比值、饮酒等均可导致高血压。

（2）精神应激。从事脑力劳动、精神紧张的职业，如司机、科研人员，以及长期受噪声刺激的人群患高血压较多。

（3）吸烟。吸烟一方面会增加交感神经末梢释放去甲肾上腺素，使血压增高，另一方面会引发氧化应激，损害一氧化氮介导的血管舒张，引发血压增高。

3. 其他因素

体重增加是血压升高的重要危险因素。其他如睡眠呼吸暂停综合征、摄入麻黄碱、肾上腺皮质激素等均可引起血压升高。

知识点三：高血压的常见症状

1. 高血压的主要症状

（1）早期症状

早期多无症状，偶尔体检时发现血压增高，或在精神紧张、情绪激动、劳累后感头晕、头痛、眼花、耳鸣、烦躁、心悸、失眠、注意力不集中、肢体麻木、鼻出血等症状。

① 头晕：为高血压最多见的症状。常在突然下蹲或起立时出现一过性头晕；部分患者表现为持续性沉闷不适，严重者可妨碍思考、影响生活工作。

② 头痛：为高血压常见症状，多为持续性钝痛或搏动性胀痛，甚至有炸裂样剧痛。常在早晨睡醒时发生，起床活动及饭后逐渐减轻。疼痛部位多在额部两旁的太阳穴和后脑勺。

③ 烦躁、心悸、失眠：心悸、失眠较常见，失眠多为入睡困难或早醒、睡眠不实、噩梦纷纭、易惊醒。

④ 注意力不集中，记忆力减退：早期多不明显，但随着病情发展而逐渐加重。

⑤ 肢体麻木：常见手指、足趾麻木，或皮肤如蚁行感，或背部肌肉紧张、酸痛。部分患者常感手指不灵活。

⑥ 鼻出血：较少见。高血压致动脉硬化，使血管弹性减退、脆性增加，故容易破裂出血。

（2）高血压急症和亚急症

① 高血压急症：指原发性或继发性高血压人群，在某些诱因作用下，血压突然显著升高，超过180/120毫米汞柱，同时伴有进行性心、脑、肾等重要靶器官功能不全。高血压急症包括高血压脑病、脑梗死、颅内出血（脑出血和蛛网膜下腔出血）、急性心力衰竭、急性冠状动脉综合征、主动脉夹层动脉瘤、急性肾小球肾炎等。少数人群舒张压持续≥130毫米汞柱，伴头痛、视力模糊、眼底出血、渗出和视乳头水肿，肾脏损害突出，持续蛋白尿、血尿及管型尿，称为恶性高血压。

② 高血压亚急症：指血压显著升高但不伴靶器官损害。患病人群可有血压明显升高造成的症状，如头痛、胸闷、鼻出血和烦躁不安等。

高血压亚急症与高血压急症的区别：两者的唯一区别标准是有无新近发生的急性进行性严重靶器官，如心、脑、肾、眼底、大血管等损害。

(3) 并发症

① 脑血管病，包括脑血栓形成、脑出血、腔隙性脑梗死、短暂性脑缺血发作。

② 冠心病和心力衰竭。

③ 慢性肾衰竭。

④ 主动脉夹层。

(4) 心脏听诊

可闻及主动脉瓣区第二心音亢进、主动脉瓣区收缩期杂音或收缩早期喀喇音。

2. 高血压的诊断与分级

(1) 高血压的诊断

《中国高血压防治指南》定义高血压标准为未使用降压药情况下，非同日3次测量，收缩压≥140毫米汞柱或舒张压≥90毫米汞柱；既往有高血压史，现正在服降压药，虽血压＜140/90毫米汞柱，仍可诊断为高血压。根据血压升高水平将高血压分为1～3级。

(2) 高血压的分级

根据血压升高的不同，高血压分为3级，具体见表3-1-1。

表3-1-1 高血压的分级

级别	收缩压值（毫米汞柱）	舒张压值（毫米汞柱）
1级高血压（轻度）	140～159 和（或）	90～99
2级高血压（中度）	160～179 和（或）	100～109
3级高血压（重度）	≥180 和（或）	≥110
单纯收缩期高血压	≥140 和	＜90

知识点四：高血压的治疗方法

1. 治疗原则

主要目标是将血压控制在正常范围内，最大限度减少高血压人群心、脑血管病的发生率和死亡率。

2. 治疗要点

(1) 非药物治疗

主要指生活方式干预。健康的生活方式可以预防或延迟高血压的发生，也可降低血压，提高降压药物的疗效，降低心血管风险。主要措施包括：①控制体重；②减少食物中钠盐的摄入量，并增加钾盐的摄入量；③减少脂肪摄入；④戒烟、限酒；⑤适当运动；⑥减少精神压力，保持心理平衡。

(2) 药物治疗

① 药物治疗时机：高危、极高危人群应立即开始降压药物治疗；中危、低危人群分别随访1个月和3个月，多次测量血压仍＞140/90毫米汞柱，予降压药治疗。

② 降压药物种类与作用特点：目前常用降压药物为5类，即利尿剂、β受体阻滞剂、钙通道阻滞剂、血管紧张素转换酶抑制剂、血管紧张素Ⅱ受体阻滞剂。各类药物具体药理作用和代表药物，见表3-1-2。

表 3-1-2 降压药物分类表

种类	具体作用	代表药物
利尿剂	适用于轻、中度高血压,敏感性高血压合并肥胖或糖尿病、更年期女性和老年人高血压有较强降压效果	双氢克尿噻、呋塞米
β受体阻滞剂	通过抑制中枢和周围的 RAS 系统以及血流动力学自动调节机制	普萘洛尔、倍他乐克
钙通道阻滞剂	也叫钙拮抗剂,主要通过阻断心肌和血管平滑肌细胞膜上的钙离子通道、抑制细胞外钙离子内流,使细胞内钙离子水平降低而引起心血管等组织器官功能改变的药物	硝苯地平、氨氯地平
血管紧张素转换酶抑制剂	具有降压作用,可以延缓和逆转心室重构,阻止心肌肥厚的进一步发展,改善血管内皮功能和心功能,减少心律失常的发生,还能提高生存率,改善预后	卡托普利、伊那普利
血管紧张素Ⅱ受体阻滞剂	通过阻滞组织的血管紧张素Ⅱ受体亚型,从而更有效地阻断血管紧张素Ⅱ的水钠潴留、血管收缩与重构作用	氯沙坦、缬沙坦、厄贝沙坦

知识点五:高血压的主要健康照护措施

1. 休息

高血压老年人应注意休息,保证充足的睡眠,每天至少保证 7~8 小时睡眠;血压较高、症状较多或有并发症的老年人应卧床休息,照护员协助做好生活照护;保持环境安静,减少声、光刺激、限制探视;情绪焦虑影响睡眠的老年人可遵医嘱应用镇静剂。

2. 合理饮食

合理膳食,均衡营养,减少钠盐摄入,每日食盐量不超 5 克。补充钙和钾盐,多吃新鲜蔬菜、水果,多饮牛奶。减少脂肪摄入,控制在总热量的 25% 以下,每天饱和脂肪酸的摄入量最好不超过总热量的 15%。戒烟限酒。

3. 遵医嘱规律用药

告知老年人遵医嘱应用降压药物,将收缩压控制在 140 毫米汞柱以下,舒张压控制在 90 毫米汞柱以下,同时,监测血压的变化以判断疗效,密切观察药物不良反应。常用降压药物的用法及不良反应,见表 3-1-3。

表 3-1-3 常用降压药物的用法及不良反应

种类	药名	用法	主要不良反应
利尿剂	氢氯噻嗪	12.5 毫克 口服 1~2 次/日	乏力、电解质紊乱
	呋塞米	20 毫克 口服 1~2 次/日	
β受体阻滞剂	普萘洛尔	10 毫克 口服 2~3 次/日	心动过缓
	美托洛尔	25 毫克 口服 2 次/日	
钙通道阻滞剂	硝苯地平	10 毫克 口服 3 次/日	头痛、水肿

(续表)

种类	药名	用法	主要不良反应
血管紧张素转换酶抑制剂	卡托普利	10～20毫克　口服2～3次/日	干咳、水肿
	伊那普利	10～20毫克　口服2次/日	
血管紧张素Ⅱ受体阻滞剂	氯沙坦	50～100毫克　口服1次/日	头痛、眩晕
	厄贝沙坦	150毫克　口服1次/日	

4. 适当运动

若患者无明显不适，应积极进行运动，保持每周3～5天、每天累计30～60分钟的中等强度身体活动，维持体质指数（BMI）在18.5～23.9千克/平方米（65岁以上老年人可适当增加）；男性腰围＜85厘米，女性腰围＜80厘米；老年人运动方式以慢跑、散步、骑自行车、游泳、做体操、练习五禽戏、打太极拳等，注意做好运动保护，劳逸结合，运动时心率控制在不超过170－年龄数为宜。

5. 监测血压

每日监测血压以检查血压是否控制达标。测量血压应注意四定，即定血压计、定体位、定部位、定时间。测量血压前应安静休息10分钟以上，血压取2次读数的平均值记录。未服用降压药物者，在晨起、午后、睡前进行血压监测，以观察血压变化；正在服用降压药物控制血压者，需在下一次服用降压药物前进行血压监测，以判断降压药物血药浓度是否可覆盖全天。

6. 健康指导

（1）疾病知识指导

指导老年人及家属了解病情，包括高血压分级、危险因素、同时存在的临床疾患情况及危害，了解控制血压及终身治疗的必要性。

（2）生活方式指导

告知老年人及家属改变不良生活习惯，不仅可以预防或延迟高血压的发生，还可以降低血压，提高降压药物的疗效，从而降低心血管风险。

（3）用药指导

① 强调长期药物治疗的重要性，降压治疗的目的是使血压达到目标水平，从而降低脑卒中、急性心肌梗死和肾脏疾病等并发症发生和死亡的危险，因此应嘱老年人长期服药；

② 嘱老年人按时按量服药，告知有关降压药的名称、剂量、用法、作用及不良反应，并提供书面材料；

③ 告知老年人及家属不能擅自突然停药，经治疗血压得到满意控制后可遵医嘱逐渐减少剂量。突然停药可导致血压突然升高，特别是冠心病患者突然停用β受体阻滞剂可诱发心绞痛、心肌梗死等。

（4）测量血压指导

血压未达标者，建议每天早晚各测量血压1次，每次测量2～3遍，连续7天，取后6天血压平均值作为医生治疗的参考。血压达标者，建议每周测量1次。指导老年人或家属掌握测量技术，规范操作，如实记录血压测量结果，随访时提供给医护人员作为治疗参考。

（5）心理指导

采取各种措施，帮助老年人预防和缓解精神压力，纠正和治疗病态心理，必要时建议老年人寻求专业心理辅导或治疗。

（6）定期随访

经治疗后血压达标者，可每3个月随访1次；血压未达标者，建议每2～4周随访1次；当出现血压异常波动或有症状，随时就诊。

任务实施

任务一　为李奶奶撰写健康照护计划

表 3-1-4　李奶奶健康照护计划

健康问题和照护目标	照 护 措 施
健康问题 1：疼痛（头痛） 照护目标：按时服药，李奶奶头晕头痛减轻或消失	1. 减少引起或加重头痛的因素，为李奶奶提供安静、温暖、舒适的环境，尽量减少干扰。避免劳累、情绪激动、精神紧张、环境嘈杂等不良因素。 2. 嘱咐李奶奶头痛时要卧床休息，抬高床头，改变体位时动作要慢。 3. 定期监测血压：告诉李奶奶头痛主要与高血压有关，血压恢复正常且平稳后，头痛症状可减轻或消失。教会李奶奶或其家属使用正确方法监测血压，监测时做到"定血压计、定体位、定部位、定时间"；舒张压≥130 毫米汞柱时，应到社区卫生服务中心就诊。 4. 指导李奶奶使用放松技术，如心理训练、音乐治疗、缓慢呼吸等。 5. 用药照护：遵医嘱正确服用降压药物，密切监测血压变化以判断疗效，并观察药物的不良反应，如 β 受体阻滞剂可导致心动过缓、乏力、四肢发冷；利尿剂可引起低钾血症和影响血脂、血糖、血尿酸代谢；血管紧张素转化酶抑制剂可引起刺激性干咳和血管性水肿；钙通道阻滞剂可引起心率增快、面部潮红、头痛、下肢水肿等。
健康问题 2：膳食不合理 照护目标：李奶奶饮食习惯逐渐改变，养成合理膳食的习惯	1. 请营养师根据李奶奶情况制作膳食餐谱，包括一日、一周、一月膳食食谱。 2. 告知李奶奶饮食宜清淡，少吃含高脂肪、高胆固醇的食物。每日食盐摄入量逐步降至 5 克以下，并增加富钾食物摄入。 3. 多吃含膳食纤维丰富的蔬果及深色蔬菜。摄入适量的谷类、薯类，适当补充蛋白质，多选择奶类、鱼类、大豆及其制品作为蛋白质来源。 4. 限制添加糖摄入，减少摄入食盐及含钠调味品，如酱油、酱类、蚝油、鸡精、味精等。 5. 适当运动：每周 3～5 天、每天累计 30～60 分钟的中等强度身体活动，维持体质指数（BMI）在 18.5～23.9 千克/平方米（可适当增加），腰围＜80 厘米。
健康问题 3：有受伤的风险 照护目标：李奶奶防跌倒坠床意识提高，不发生跌倒等意外情况	1. 避免受伤：定时测量血压并做好记录。若李奶奶有头晕、眼花、耳鸣、视力模糊等症状，应嘱其卧床休息，其如厕或外出时需有人陪伴。 2. 生活照护：若其有恶心、呕吐的症状，应将痰盂放在伸手可及处，床旁放呼叫器或应急铃，防止取物时跌倒；避免迅速改变体位，活动场所应设有相关安全设施，必要时加用床挡。 3. 预防直立性低血压：预先告知李奶奶发生直立性低血压时可有乏力、头晕、心悸、出汗、恶心、呕吐等不适症状；一旦发生直立性低血压应平卧，且抬高下肢，以促进下肢血液回流；指导李奶奶避免长时间站立，在服药后最初几小时改变姿势时，特别是从卧位、坐位起立时动作宜缓慢。选择在平静休息时服药，且服药后应休息一段时间进行活动。避免用过热的水洗澡，避免大量饮酒。
健康问题 4：焦虑 照护目标：李奶奶心态乐观稳定	1. 照护团队人员包括医生、护士、护理员、营养师、心理咨询师等人员，心理咨询师每周为李奶奶做一次心理疏导。 2. 联合社区工作人员和志愿者，多与李奶奶沟通交流，进行全方位健康宣教，取得其信任，获得配合。 3. 让李奶奶了解高血压的治疗和护理方法，缓和情绪，正确面对高血压，树立战胜疾病的信心。

任务二　使用电子血压计为李奶奶测量血压

表 3-1-5　使用电子血压计为老年人测量血压操作流程

流程	技术操作要求	示范
工作准备	1. 介绍照护情境。 2. 物品准备：齐全，含电子血压计、记录卡、笔、洗手液。 3. 环境准备：温、湿度适宜，光线明亮，空气清新。 4. 老年人准备：老年人身心状态良好，可以配合操作。 5. 个人准备：着装规范，规范洗手，并使用手消毒液消毒。	图 3-1-1　工作准备
沟通解释评估	1. 核对： （1）问好、自我介绍、友好微笑、称呼恰当。 （2）核对照护对象基本信息。 2. 介绍： （1）介绍操作内容、目的、时间、方法或关键步骤。 （2）介绍需要老年人注意和（或）配合的内容。 3. 询问： （1）老年人对照护过程是否存在疑问。 （2）对所处的环境是否满意，体位是否舒适，有无其他需求，是否可以开始操作。 4. 评估： （1）全身情况（精神状态、饮食、二便、睡眠等）。 （2）局部情况（肢体活动度、测量部位皮肤情况等）。 （3）特殊情况（既往疾病情况、目前疾病情况和主观感受等）。	沟通解释评估
实施过程	1. 初次测量： （1）测量体位或姿势：老年人愿意配合，心脏、肱动脉、血压计三点保持在同一水平线上。协助老年人充分暴露右侧上肢，肘部伸直，手掌向上。 （2）袖带使用方法：袖带平整缠于上臂中部，方向正确；袖带下缘距肘窝 2~3 厘米；松紧可以容纳一根手指。 （3）老年人配合要点：告知老年人测量过程中不要说话，不要屏住呼吸，自然呼吸；询问老年人感受。 2. 再次测量，方法同上。 3. 针对本次操作，进行健康宣教： （1）健康教育建议不少于 3 条。 （2）要求通俗易懂有针对性。	实施过程 健康宣教

（续表）

流程	技术操作要求	示范
整理记录	1. 询问老年人有无其他需求、是否满意（反馈）。 2. 整理各项物品。 3. 规范洗手。 4. 记录（不漏项），汇报异常情况。	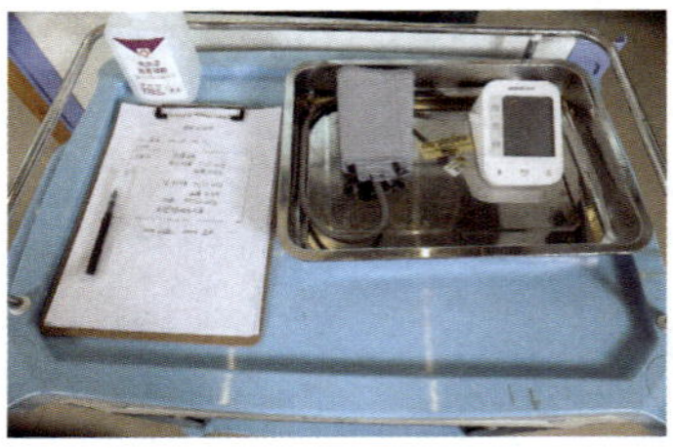 图 3-1-2 整理记录

任务三 协助李奶奶服用降压药

表 3-1-6 协助老年人服用降压药操作流程

流程	技术操作要求	示范
工作准备	1. 介绍照护情境。 2. 物品准备：齐全，含用药单、药物、毛巾、水杯、弯盘、洗手液等。 3. 环境准备：温、湿度适宜，光线明亮，空气清新。 4. 老年人准备：老年人身心状态良好，可以配合操作。 5. 个人准备：着装规范，规范洗手，并使用手消毒液消毒。	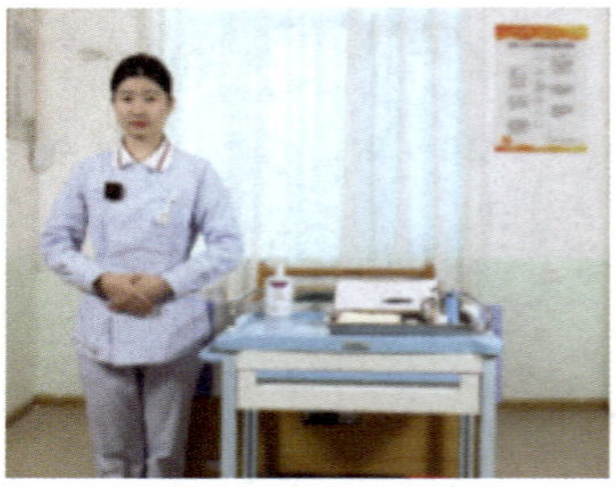 图 3-1-3 工作准备
沟通解释评估	1. 核对： (1) 问好、自我介绍、友好微笑、称呼恰当。 (2) 核对照护对象基本信息。 2. 介绍： (1) 介绍操作内容、目的、时间、方法或关键步骤。 (2) 介绍需要老年人注意和(或)配合的内容。 3. 询问： (1) 老年人对照护过程是否存在疑问。 (2) 对所处的环境是否满意，体位是否舒适，有无其他需求，是否可以开始操作。 4. 评估： (1) 全身情况（精神状态、饮食、二便、睡眠等）。 (2) 局部情况（肢体活动度、皮肤情况等）。 (3) 特殊情况（既往疾病情况、目前疾病情况和主观感受等）。	沟通解释评估

(续表)

流程	技术操作要求	示范
实施过程	1. 核对给药单： 核对姓名、年龄、性别、床号、服药的时间、药物、服用方法、剂量。 2. 检查药物质量： 检查药物有效期、药物质量。 3. 摆放服药体位： 协助老年人取坐位或半坐卧位，膝下垫软枕，根据药量为老年人倒好温开水 100 毫升左右，测水温 38～40 摄氏度。 4. 再次核对老年人的姓名、用药单、药物。 5. 协助服用药物： 用吸管先喂食一小口水，将药物放入老年人口内；用吸管协助老年人饮水 100 毫升将药物服下；嘱老年人保持体位 30 分钟；协助老人取舒适卧位。 6. 服药后再次核对。	操作视频 实施过程
	7. 针对本次操作，进行健康宣教： (1) 健康教育建议不少于 3 条。 (2) 要求通俗易懂有针对性。	操作视频 健康宣教
整理记录	1. 询问老年人有无其他需求、是否满意(反馈)。 2. 整理各项物品。 3. 规范洗手。 4. 记录(不漏项)，汇报异常情况。	图 3-1-4 整理记录

任务评价

登录复旦社云平台(www.fudanyun.cn)，搜索"老年健康照护"，下载评价表格进行评价。

评价反馈

课后拓展

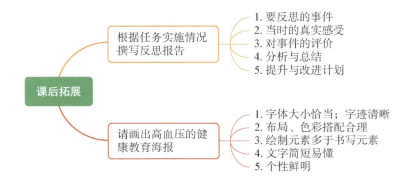

课后习题

扫码完成在线练习。

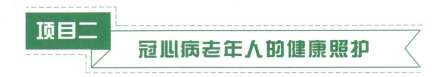

项目二 冠心病老年人的健康照护

学习目标

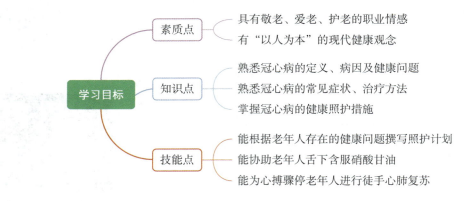

- 素质点
  - 具有敬老、爱老、护老的职业情感
  - 有"以人为本"的现代健康观念
- 知识点
  - 熟悉冠心病的定义、病因及健康问题
  - 熟悉冠心病的常见症状、治疗方法
  - 掌握冠心病的健康照护措施
- 技能点
  - 能根据老年人存在的健康问题撰写照护计划
  - 能协助老年人舌下含服硝酸甘油
  - 能为心搏骤停老年人进行徒手心肺复苏

情境案例

基本信息：阳奶奶，75岁，150厘米，62千克，小学文化、普通退休工人，饮食口味较重，爱吃麻辣、熏腌制食物，不爱吃蔬菜水果，每日摄入水分约1000毫升，活动较少。

疾病史：冠心病12年，活动后易出现气喘。情绪激动、受寒时易出现心绞痛，休息后一般自行缓解。

目前状况：最近气温骤降，阳奶奶今早起床后诉说有胸闷不适感，左侧肩、臂疼痛。咨询家庭医生后需让阳奶奶立即卧床休息并马上舌下含服硝酸甘油0.5毫克。

根据阳奶奶的身体情况，请完成以下照护任务：

任务一　为阳奶奶撰写健康照护计划

任务二　协助阳奶奶舌下含服硝酸甘油

任务三　若发现阳奶奶心搏骤停，能为其进行单人徒手心肺复苏

任务分析

知识点一：冠心病的定义

冠状动脉粥样硬化性心脏病是指冠状动脉粥样硬化使血管腔狭窄、阻塞和（或）因冠状动脉功能性改变（痉挛）导致心肌缺血、缺氧或坏死而引起的心脏病，简称冠心病，亦称缺血性心脏病。冠心病动脉粥样

血管见图 3-2-1。

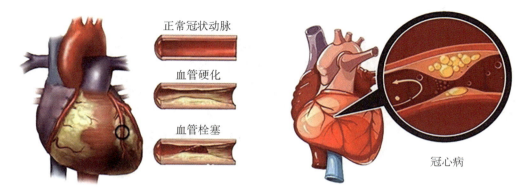

图 3-2-1 冠心病动脉粥样血管

知识点二：冠心病的病因

冠心病病因尚未完全明确，是多种因素共同作用所致。这些因素亦称为危险因素，主要包括：

1. 年龄、性别

冠心病多见于 40 岁以上人群，随年龄增长，老年人发病明显增加。男性发病率高于女性。女性在绝经期后发病率增加。

2. 血脂异常

脂质代谢异常是动脉粥样硬化最重要的危险因素。主要包括总胆固醇、甘油三酯、低密度脂蛋白或极低密度脂蛋白增高。

3. 高血压

血压增高与冠心病密切相关。60%～70%的冠状动脉粥样硬化患者有高血压。

4. 糖尿病和糖耐量异常

与无糖尿病的人群相比，糖尿病患者患心血管疾病风险增加 2～5 倍。

5. 吸烟

吸烟可造成动脉壁氧含量不足，促进动脉粥样硬化的形成。

6. 其他

遗传因素，肥胖，进食过多的动物脂肪、胆固醇、糖和盐，缺少体力活动，A 型性格等均可以导致冠状动脉粥样硬化形成。

知识点三：冠心病的常见症状

1979 年世界卫生组织（WHO）曾将冠心病分为无症状性心肌缺血、心绞痛、心肌梗死、缺血性心肌病、猝死五型。以下重点介绍稳定型心绞痛、不稳定型心绞痛和急性心肌梗死。

1. 稳定型心绞痛

亦称劳力性心绞痛，是在冠状动脉狭窄的基础上，由于心肌负荷的增加而引起心肌急剧的、暂时的缺血与缺氧的临床综合征。稳定型心绞痛的重要特征是在数周至数月内，疼痛发作的程度、频率、性质和诱因无明显变化。症状以发作性胸痛为主要临床表现，在心绞痛发作时，患者出冷汗、面色苍白、心率增快、血压升高，心尖部听诊出现第四或第三心音奔马律，或暂时性心尖部收缩期杂音。典型疼痛的特点如下——

(1) 部位：主要在胸骨体中、上段之后，或心前区（图3-2-2），界限不是很清楚，常放射至左肩、左臂内侧达无名指和小指，或至颈、咽或下颌部。

(2) 性质：常为压迫样、憋闷感或紧缩样感、烧灼感，部分人群仅觉胸闷。发作时，患者往往不自觉地停止原来的活动，直至症状缓解。

(3) 诱因：寒冷、吸烟、体力劳动、情绪激动、饱餐、心动过速、休克等。其疼痛的发生一般是在劳力或情绪激动时。

(4) 持续时间：疼痛出现后常逐渐加重，持续3～5分钟，一般≤15分钟，休息或舌下含服硝酸甘油后缓解。

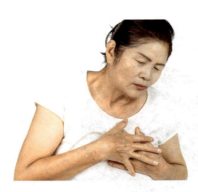

图3-2-2 冠心病发作时的疼痛部位

2. 不稳定型心绞痛

不稳定型心绞痛常表现为静息状态下发生心绞痛或原有稳定型心绞痛的恶化、加重。其胸痛部位、性质与稳定型心绞痛相似，但还具有以下特点：

(1) 硝酸酯类药物缓解作用减弱。

(2) 较轻负荷即可诱发心绞痛发作，甚至在休息状态下、夜间发作。

(3) 心绞痛发作时心电图表现有ST段抬高（即变异型心绞痛）。

3. 急性心肌梗死

急性心肌梗死是在冠状动脉病变的基础上发生冠状动脉血供急剧减少或中断，使相应心肌严重而持久地急性缺血导致心肌细胞死亡，属急性冠状动脉综合征的严重类型。

急性心肌梗死一般有先兆：50%～81%的人群在发病前数天有乏力、胸部不适、活动时心悸、气急、烦躁、心绞痛等前驱症状，尤其是心绞痛发作更频繁、更严重。

(1) 常见症状

① 疼痛：为最早、最突出的症状，多发生于清晨。疼痛的性质和部位与心绞痛相似，但程度更剧烈，多伴有大汗、烦躁不安、恐惧及濒死感，持续时间可达数小时或数天，休息和服用硝酸甘油不缓解。

② 全身症状：一般在疼痛发生后24～48小时出现，表现为发热、心动过速。体温可升高至38摄氏度左右，持续约1周。

③ 胃肠道症状：疼痛剧烈时常伴恶心、呕吐、上腹胀痛，部分人群出现肠胀气、呃逆。

(2) 并发症

急性心肌梗死发病后，可发生心律失常、休克或心力衰竭等严重并发症。

① 心律失常：多发生在起病1～2天，24小时内最多见。以室性心律失常最多见。

② 低血压和休克：一般多发生在起病后数小时至1周内，主要为心源性休克。患者会出现疼痛缓解而收缩压低于80毫米汞柱，表现为烦躁不安、面色苍白、皮肤湿冷、脉细而快、大汗淋漓、少尿、神志迟钝，甚至晕厥。

③ 心力衰竭：多为急性左心衰竭，可在起病最初几天内发生，是心脏舒缩力显著减弱或不协调所致。表现为呼吸困难、咳嗽、发绀、烦躁等症状，重者可发生肺水肿，随后可发生颈静脉怒张、肝大、水肿等右心衰表现。

④ 其他并发症：乳头肌功能失调或断裂、心脏破裂、栓塞、心室壁瘤、心肌梗死后综合征等。

知识点四：冠心病的治疗方法

1. 稳定型心绞痛

稳定型心绞痛的治疗原则是改善冠状动脉血供和降低心肌耗氧，减轻症状和（或）缺血发作，积极治疗动脉粥样硬化,避免各种诱发因素和纠正各种危险因素;预防心肌梗死和猝死、提高生活质量。

(1) 发作时的治疗:发作时应立即原地坐位休息,一般稳定型心绞痛患者停止活动后症状即可消除。选用作用较快的硝酸酯制剂,迅速改善冠状动脉血供和降低心肌耗氧,减轻症状和(或)缺血发作。常用药物:①硝酸甘油,0.5 毫克舌下含服,1～2 分钟内见效,每隔 5 分钟可重复 1 次,但一般连服不超过 3 次(见图 3-2-4);②硝酸异山梨酯,5～10 毫克舌下含服,2～5 分钟见效,作用维持 2～3 小时。

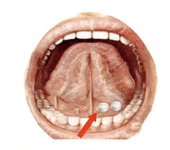

图 3-2-3 硝酸甘油舌下含服放置的部位

(2) 缓解期的治疗:稳定型心绞痛患者缓解期一般不需要卧床休息,但应尽量避免各种明确的诱因,同时进行药物和非药物治疗。

① 药物治疗:有 β 受体阻滞剂、硝酸酯制剂、钙通道阻滞剂、血管紧张素转换酶抑制剂、阿司匹林、氯吡格雷、洛伐他汀等,帮助改善心肌缺血、降低血脂及改善左心功能,缓解心绞痛。

② 非药物治疗:包括运动锻炼疗法和血管重建治疗。建议稳定型心绞痛患者每天进行 30 分钟有氧运动,如慢跑、骑自行车、跳舞、打太极拳、散步等,每周运动不少于 5 天。稳定型心绞痛患者可择期进行血管重建治疗。常用方法有经皮冠状动脉介入治疗和冠状动脉旁路移植术。

2. 不稳定型心绞痛

不稳定型心绞痛病情发展常难以预料,应使患者处于监控之下,疼痛发作频繁,或持续不缓解,以及高危组的患者应立即住院,做到即刻缓解心肌缺血和预防心肌梗死等急性事件的发生。

处理方案如下:

(1) 卧床休息,24 小时心电监护,严密观察血压、脉搏、呼吸、心率、心律变化,维持血氧饱和度达到 95%以上。

(2) 缓解疼痛,单次含化硝酸酯制剂或喷雾吸入往往不能缓解症状,一般建议每隔 5 分钟含服 1 次,共用 3 次,再用硝酸甘油持续静脉滴注或微量泵输注,直至症状缓解或出现血压下降。

(3) 应用抗凝药物,如阿司匹林、氯吡格雷和肝素或低分子肝素以防止血栓形成,阻止病情进展为心肌梗死。

(4) 进行冠状动脉血管重建治疗。

3. 急性心肌梗死

对 ST 段抬高型急性心肌梗死患者,强调早发现、早入院治疗,加强入院前的就地处理并尽量缩短患者就诊检查、处置、转运等延误的时间。治疗原则是尽早使心肌血液再灌注,立即吸氧、止痛、尽快溶栓或完成球囊扩张,以挽救濒死的心肌,防止梗死面积扩大和缩小心肌缺血范围,保护和维持心脏功能,及时处理严重心律失常、泵衰竭和各种并发症,防止猝死,注重二级预防。

知识点五:冠心病的主要照护措施

1. 一般照护措施

(1) 休息与活动:心绞痛发作时应立即停止正在进行的活动,就地休息。急性心肌梗死患者发病 12 小时内应绝对卧床休息,协助生活照料,保持环境安静,限制探视。

(2) 合理膳食:宜摄入低热量、低脂、低胆固醇、低盐、少糖、适量蛋白质食物,多食新鲜蔬菜、水果和粗纤维食物如芹菜、糙米等,避免暴饮暴食,注意少量多餐,不饮浓茶、咖啡,避免辛辣刺激性食物,戒烟限酒(图 3-2-4)。

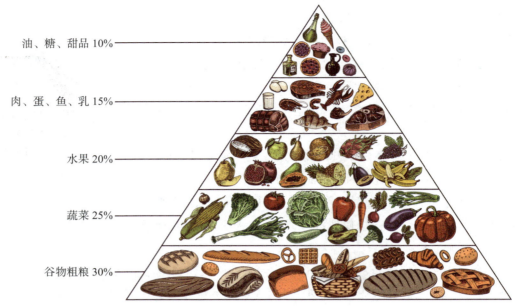

图 3-2-4　冠心病的合理饮食

（3）保持排便通畅：向患者及家属强调预防便秘的重要性，切忌用力排便，以免诱发心绞痛。必要时遵医嘱服用缓泻剂，或应用润肠剂、灌肠等，保证大便通畅。

2. 药物照护

心绞痛发作时给予硝酸甘油含服。用后平卧，以防低血压的发生，用药后注意观察患者胸痛变化情况，如服药后 3~5 分钟仍不缓解，可重复使用。对于心绞痛发作频繁者，可遵医嘱给予硝酸甘油静滴，但应控制滴速。观察患者用药后是否出现面部潮红、头部胀痛、头晕、心动过速、心悸等不适。

3. 病情观察

急性期观察患者生命体征、尿量、意识改变；监测心电图、心率、心律、血压、血流动力学的变化；观察疼痛性质，遵医嘱及时给予止痛药。患者有呼吸困难或血氧饱和度降低应遵医嘱给予中高流量氧气吸入，维持血氧饱和度>95%；协助医护人员对急性心肌梗死患者做好溶栓治疗的配合与护理，严密观察有无出血倾向、转氨酶及肌酸激酶等生化指标变化。

4. 心理照护

安慰患者，解除其紧张不安的情绪，以减少心肌耗氧量。允许患者表达感受，采用目光交流、适当的肢体接触、语言安慰等心理支持手段，鼓励患者树立战胜疾病的信心。妥善安排探视时间，告知家属对患者要积极配合和支持，生活中避免对其施加压力，当患者出现紧张、焦虑等不良情绪时，应予以理解并进行指导。

5. 健康教育

告知患者及家属心绞痛的诱发因素，如过度劳累、情绪激动、饱餐、寒冷刺激、用力排便、肥胖、吸烟酗酒等。告知患者加强冠心病的自我管理方法：坚持合理饮食；外出注意保暖；不在饱餐或饥饿时洗澡，洗澡水温不宜过冷或过热，时间不宜过长、不能锁门。指导患者按医嘱坚持服药，要随身携带硝酸甘油（密封、避光、隔热）以备急用，药瓶开封后每 6 个月更换 1 次；指导患者学会自我监测药物的不良反应，自测脉率、血压，密切观察心率、血压变化；指导患者合理安排活动，保持心理平衡；告知患者定期复查心电图、血脂、血糖情况，积极治疗高血压，控制血糖和血脂。

任务实施

任务一 为阳奶奶撰写健康照护计划

表3-2-1 阳奶奶健康照护计划

健康问题和照护目标	照 护 措 施
健康问题1:疼痛(胸痛) 照护目标:阳奶奶胸痛减轻或消失	1. 心绞痛发作时给予舌下含服硝酸甘油0.5毫克。舌下含服(嚼碎后含服效果更好),含药后平卧,以防低血压的发生,如服药后3~5分钟仍不缓解可重复使用。但一般连续服用不超过3次,还可采用喷雾剂,每次0.4毫克,15分钟内不超过1.2毫克。 2. 若阳奶奶心绞痛发作频繁,可遵医嘱给予硝酸甘油静滴,但应控制滴速,并告知阳奶奶及家属不可擅自调节滴速,以防低血压发生。应用他汀类药物时,应严密监测转氨酶及肌酸激酶等生化指标,及时发现药物可能引起的肝脏损害和心肌病。 3. 心理护理:安慰阳奶奶,解除紧张不安情绪,以减少心肌耗氧量。 4. 给氧:鼻导管给氧,保证阳奶奶血氧饱和度在95%以上。 5. 疼痛观察:评估阳奶奶疼痛的部位、性质、程度、持续时间,观察阳奶奶有无面色苍白、大汗、恶心、呕吐等伴随症状。疼痛发作时测血压、心率,做心电图,为判断病情提供依据。 6. 减少或避免诱因:疼痛缓解后,与阳奶奶及家属一起分析心绞痛发作的诱因。保持排便通畅,切忌用力排便,以免诱发心绞痛。调节饮食,禁烟酒。保持心境平和,改变焦躁易怒、争强好胜的性格等。
健康问题2:知识缺乏 照护目标:阳奶奶及家属能了解避免诱发心绞痛的相关知识,纠正危险因素	生活方式的改变是治疗冠心病的基础,应告知阳奶奶及家属注意以下四方面: 1. 合理饮食,控制体重。告知阳奶奶饮食要清淡、低盐、低脂、低胆固醇(少吃动物内脏、脑、鱼子、蛋黄、肥肉、动物油等)、少糖、适量蛋白质,少吃腌制辛辣食物,多食新鲜蔬菜、水果和粗纤维食物,如芹菜、糙米等。宜少食多餐,不宜过饱,不饮浓茶、咖啡,每日饮水2000毫升左右。注意节制食量,控制体重。 2. 保持情绪稳定,调整心态,减轻精神压力,逐渐改变急躁易怒性格,保持心理平衡,学会采用放松技术或与他人交流的方式缓解压力。 3. 适量运动。适当参与个人卫生活动、家务劳动、娱乐活动是有益的,但应注意运动的强度和时间,避免剧烈运动,运动以有氧运动为主,如行走、慢跑、简化太极、游泳等,每周3~5次,每次以不感疲劳为宜。 4. 注意保暖。寒冷可使冠状动脉收缩,加重心肌缺血,故寒冷天气要保持室温,外出应做好保暖。
健康问题3:有便秘的危险 照护目标:阳奶奶能保持大便通畅或有便秘时能及时处理	1. 评估排便情况:如排便的次数、性状及排便难易程度,平时有无习惯性便秘,是否服用通便药物。 2. 向阳奶奶及家属强调预防便秘的重要性。告知阳奶奶平时养成定时排便的习惯,理想的排便时间在晨起或餐后2小时内,排便时不宜分散注意力。允许阳奶奶采用舒适的方式排便,提供轻松隐蔽的环境。一旦出现排便困难,不应用力过大、过久,应立即告知医护人员,可使用开塞露或低压盐水灌肠,以防诱发心绞痛或加重病情。 3. 合理饮食,协助阳奶奶改变饮食习惯,饮食要清淡,少吃腌制辛辣食物,及时增加富含纤维素的食物,如水果、蔬菜、粗粮;每日饮水量2000毫升左右,每天清晨给予蜂蜜20毫升加温开水同饮。 4. 以肚脐为中心,顺时针方向双手按摩腹部,力度适中,每次5~10分钟,以促进肠蠕动。 5. 鼓励阳奶奶适量运动,以有氧运动为主,如散步、慢跑、打太极、做保健操等。每周3~5次,每次30分钟左右,运动强度以不感疲劳为宜。

任务二　协助阳奶奶舌下含服硝酸甘油

表 3-2-2　协助老年人舌下含服硝酸甘油操作流程

流程	技术操作要求	示范
工作准备	1. 介绍照护情境。 2. 物品准备：齐全，含服药单、硝酸甘油、温开水、小枕头。 3. 环境准备：温、湿度适宜，光线明亮，空气清新。 4. 老年人准备：老年人状态较好，可以配合操作。 5. 个人准备：着装干净整洁，仪容大方，洗净双手。	图 3-2-5　工作准备
沟通解释评估	1. 核对服药单： 核对姓名、床号、服药的时间、药物、服用方法、剂量。	
	2. 核对老年人并沟通： （1）核对床号、姓名。 （2）推车携用物至老年人床边。 （3）与老年人交流，向老年人解释（服药的时间、药物、服用方法、剂量），取得配合。	沟通解释评估
	3. 询问： （1）老年人对照护过程是否存在疑问。 （2）所处的环境是否满意、体位是否舒适、有无其他需求、是否可以开始操作。	
	4. 评估： （1）全身情况（精神状态、饮食、二便、睡眠、血压等）。 （2）局部情况（肢体活动度、皮肤情况等）。 （3）特殊情况（口腔情况、吞咽功能）。	
实施过程	1. 协助老年人取坐位或半坐卧位。 2. 再次核对老年人的姓名、服药单、药物。 3. 嘱老年人张口，翘起舌头，把硝酸甘油放入老年人舌下。 4. 嘱咐老年人不要吞服，要含服（嚼碎后吞服更有利于吸收）。 5. 协助老年人取舒适卧位（含药后平卧）。 6. 服药后再次查对所服药物。	含服硝酸甘油
	7. 针对本次操作，进行健康宣教： （1）健康教育建议不少于 3 条。 （2）要求通俗易懂，有针对性。	健康宣教
整理与记录	1. 询问老年人有无不适、有无其他需求。 2. 整理各项物品。 3. 规范洗手。 4. 记录（不漏项），汇报异常情况。	图 3-2-6　整理记录

任务三　若发现阳奶奶心搏骤停,能为其进行单人徒手心肺复苏

表 3-2-3　为老年人进行单人徒手心肺复苏操作流程

流程	技术操作要求	示范
工作准备	1. 介绍照护情境。 2. 物品准备:齐全,含弯盘、人工呼吸膜(无菌纱布)、血压计、听诊器、手消毒剂、手电筒、笔、抢救记录卡、脚踏凳、硬板(按需准备)。 3. 环境准备:环境安全,符合复苏要求。 4. 老年人准备:平卧于床。 5. 个人准备:着装规范,规范洗手,并使用手消毒液消毒。	图 3-2-7　工作准备
沟通解释评估	1. 评估老年人意识(5 秒内完成),呼吸及大动脉搏动(5~10 秒完成)。 2. 确认老年人意识丧失,呼救,计时。	
实施过程	1. 胸外心脏按压: (1) 将老年人置于硬板床,取仰卧位,解开衣领、腰带,暴露老年人胸腹部。 (2) 去枕,老年人头、颈、躯干在同一轴线上,双手放于两侧,身体无扭曲(口述)。 (3) 胸外按压部位——胸骨中下 1/3 交界处。 (4) 按压方法——两手掌根部重叠,手指翘起不接触胸壁,上半身前倾,两臂伸直,垂直向下用力。 (5) 按压深度——胸骨下陷 5~6 厘米。 (6) 按压频率——100~120 次/分。 2. 开放气道: (1) 检查口腔,清除口腔分泌物及异物,取出活动性义齿(口述)。 (2) 判断颈部有无损伤,无颈椎损伤采用仰头提颏法;怀疑头部或颈部损伤时使用推举下颌法,充分开放气道。 3. 人工呼吸: (1) 捏住老年人鼻孔,双唇完全包住老年人口唇,缓慢向老年人口内吹气,直至其胸廓抬起(潮气量为 500~650 毫升)。 (2) 吹气毕,观察胸廓情况,完成 2 次人工呼吸。 4. 连续操作: (1) 胸外心脏按压与人工通气比例 30∶2。 (2) 连续操作 5 个周期。 5. 判断复苏效果: (1) 右手食指和中指触摸颈动脉,口述"大动脉搏动恢复"。 (2) 看胸壁、腹壁起伏,口述"自主呼吸恢复"。 (3) 持手电筒行对光反射检查,口述"散大的瞳孔缩小,对光反射存在"。 (4) 血压计测量上臂血压,口述"收缩压大于 60 毫米汞柱"。 (5) 检查面色、口唇、甲床和皮肤,口述"色泽转红"。 6. 复苏后处理: (1) 协助取舒适体位,口述"进一步生命支持"。 (2) 嘱老年人绝对卧床休息,不要紧张,向家属介绍病情。	单人徒手心肺复苏

（续表）

流程	技术操作要求	示范
	7. 针对本次操作，进行健康宣教： （1）健康教育建议不少于 3 条。 （2）要求通俗易懂，有针对性。	
整理与记录	1. 询问老年人有无其他需求、家属是否满意（反馈）。 2. 整理各项物品，医用垃圾分类处理。 3. 规范洗手。 4. 记录（不漏项），汇报异常情况。	图 3-2-8 整理记录

任务评价

登录复旦社云平台（www.fudanyun.cn），搜索"老年健康照护"，下载评价表格进行评价。

课后拓展

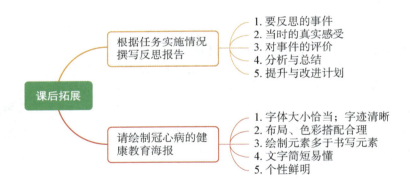

课后习题

扫码完成在线练习。

项目三 脑卒中老年人的健康照护

学习目标

- **素质点**
  - 具有爱心、责任心、耐心及奉献社会的精神
  - 具有敏锐的观察力和良好的意识
  - 具有良好的沟通交流能力
- **知识点**
  - 熟悉脑卒中的定义、病因
  - 熟悉脑卒中的常见症状、治疗方法
  - 掌握脑卒中的健康照护措施
- **技能点**
  - 能根据老年人存在的健康问题撰写照护计划
  - 能协助老年人进行Ⅰ期压疮的护理
  - 能指导老年人进行语言康复训练

情境案例

基本信息：肖奶奶，78岁，156厘米，60千克，丧偶，育有一子一女，李奶奶曾为小学教师，有退休金。

疾病史：有高血压、糖尿病、高脂血症15余年，1年前突然出现左侧肢体无力、言语不清、面部歪斜，经医院核磁共振（MRI）检查，显示右侧大脑中动脉栓塞致脑梗死，诊断为脑卒中。给予溶栓治疗后出院，行居家康复。

目前状况：左侧肢体偏瘫伴言语障碍，骶尾部有一约3厘米×5厘米大小的Ⅰ期压疮。因照护困难，家人们商量后将肖奶奶送入某医养结合养老机构。肖奶奶目前生活不能完全自理、言语不清，内心感到非常自卑，不愿与人说话，也不愿参加社工活动。

根据肖奶奶的身体情况，请完成以下照护任务：

任务一　为肖奶奶撰写健康照护计划

任务二　为肖奶奶进行Ⅰ期压疮的护理

任务三　指导肖奶奶预防深静脉血栓

任务分析

知识点一：脑卒中的定义

脑卒中是指各种原因引起的脑血管疾病急性发作，造成脑供血动脉狭窄或闭塞，或非外伤性的脑实质出血并引起相应临床症状及体征。多见于老年人。根据病理性质分为缺血性卒中和出血性卒中（图3-3-1），前者又称为脑梗死，主要包括脑血栓形成和脑栓塞；后者又称脑溢血，包括脑出血和蛛网膜下腔出血。脑卒中具有发病率高、复发率高、致残率高、死亡率高、经济负担高的"五高"特点，且脑卒中发病急、

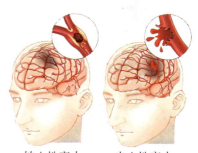

图3-3-1　脑卒中的两种类型

病情进展迅速,可导致肢体瘫痪、吞咽困难、语言障碍、认知障碍、精神抑郁等,严重影响患病人群的生活质量,给家庭和社会造成巨大负担。

知识点二:脑卒中的病因

1. 主要病因

缺血性脑卒中发生主要是在动脉粥样硬化基础上血栓形成,导致动脉狭窄或闭塞,脑组织发生缺血性坏死,同时出现相应的神经功能障碍及意识改变。常见诱因是血压下降和血流缓慢。出血性脑卒中多发生于高血压动脉硬化病人,常因情绪激动或剧烈活动引发,出现神经功能障碍,严重者可引起颅内压增高甚至脑疝。

2. 高危因素

(1) 血管壁病变:高血压性动脉硬化和动脉粥样硬化为最常见因素;风湿、结核、梅毒等所致的动脉炎;先天性血管病;血管损伤等。

(2) 血液流变学及血液成分异常:高蛋白血症、高脂血症、高糖血症、白血病、红细胞增多症等致血液黏滞度增高;血友病、血小板减少性紫癜、弥散性血管内凝血(DIC)等致凝血机制异常。

(3) 心脏病和血流动力学异常:血压的急骤波动或高血压、低血压、心脏功能障碍、传导阻滞、心律失常(尤其是房颤)、风湿性心脏瓣膜病等。

(4) 其他如颈椎病、颈椎肿瘤等压迫邻近的大血管、颅外栓子(空气、脂肪、癌细胞、细菌栓子等)进入颅内。

知识点三:脑卒中的常见症状

脑卒中多见于有高血压、高血脂、动脉粥样硬化等疾病的人群。

1. 早期症状

没有明确的早期症状,但部分缺血性脑卒中的患者,在发病前可能会有短暂的视物模糊、意识不清和肢体无力。

2. 典型症状

(1) 缺血性脑卒中:主要表现为一侧肢体无力或麻木、一侧面部麻木或口角歪斜、说话不清或理解语言困难、双眼向一侧凝视、单眼或双眼视力丧失或模糊、意识障碍或抽搐等。

(2) 出血性脑卒中:主要表现为头痛、恶心、呕吐、不同程度的意识障碍及肢体瘫痪等。

3. 发病时间

脑血栓形成多在安静休息或睡眠中发病;脑栓塞在安静与活动时均可发病,但以活动中突然发病常见。脑出血多在体力活动或情绪激动时发病,多无前驱症状。缺血性脑卒中的快速识别见图3-3-2。

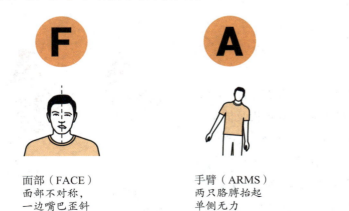
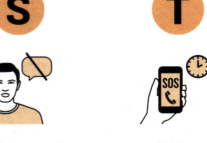

图3-3-2 快速识别缺血性脑卒中

知识点四：脑卒中的治疗方法

脑卒中老年人应收入卒中中心救治，治疗遵循早期、个体化和整体化的原则。

1. 出血性脑卒中

治疗原则是止血、降颅压、消除血肿和改善症状，治疗周期一般为 2～4 周。内科治疗包括卧床休息，避免搬动，保持安静、吸氧，维持水电解质平衡和生命体征稳定。止血药常用凝血酶或鱼精蛋白；降颅压常用甘露醇和呋塞米；降血压常用硝普钠或硝酸甘油静滴；消除血肿一般采用微创手术引流、CT 引导下定向血肿抽吸和血凝块溶解治疗或开颅手术。

2. 缺血性脑卒中

治疗原则是尽早溶栓、抗血小板聚集、保护脑组织、预防和治疗并发症。溶栓最好在发病后 4 小时内进行，越早使用越好，常用的溶栓药物有链激酶、尿激酶等。抗血小板聚集药物可以改善血液循环，常用的抗血小板聚集剂包括阿司匹林和氯吡格雷。脑组织保护药物可以促进脑组织代谢，降低脑损害，促进脑细胞恢复，常用的药物有细胞色素 C、胞二磷胆碱等；调控维持在稍高的血压，纠正低灌注，防止脑组织缺血缺氧，也可以更好的保护脑组织。积极预防并发症，如深静脉血栓和吸入性肺炎等。

不管是哪种类型的脑卒中，患者如果症状不再加重，生命体征稳定，即可进行早期康复治疗。目的是减少并发症，纠正功能障碍。运用物理疗法、针灸、各种康复工具等对患者进行言语康复训练、吞咽功能训练、运动功能强化训练，逐渐恢复其正常生活能力，提高生活质量。

知识点五：脑卒中的主要照护措施

（一）缺血性脑卒中的健康照护措施

1. 一般照护

（1）休息与活动。急性期安置患者平卧位，安静休息，以保证脑部血液供应，协助患者做好日常生活护理，保持皮肤清洁、干燥；恢复期鼓励患者独立完成生活自理活动，根据病情恢复情况适量运动。

（2）环境与安全。房间通风，保持空气清新，室内温、湿度适宜。保持床铺清洁、干燥、无渣屑，减少对皮肤的刺激；做好口腔护理，保持大便通畅，避免用力咳嗽，以防栓子脱落再次造成栓塞；头部禁用冷敷，避免血管收缩或痉挛加重脑缺血；定时翻身，保护受压部位，避免压疮；对于有意识障碍和躁动不安者，应在床边加床挡以防坠床。

（3）饮食护理。给予低盐、低脂、低胆固醇、清淡、易消化的食物，多食高蛋白、高维生素食物。鼓励患者自行进食，对吞咽困难、不能进食者，必要时给予鼻饲，并做好留置胃管的护理。

2. 病情观察

密切监测生命体征、意识、瞳孔、肌力、肌张力的变化，协助医护人员进行血气分析，加强血气分析、心电血压监测、氧气吸入，防止低氧血症、心律失常及高血压的发生。

3. 用药照护

脑血栓的药物治疗主要包括溶栓、抗凝、抗血小板聚集和降颅压等，严格遵医嘱用药，使用过程中注意药物不良反应，注意观察有无出血倾向，有无胃肠道反应、黑便等。告知患者定期去医院复查，复查血糖、血压、血脂等指标，以观察病情变化，随时调整治疗方案。

4. 心理照护

患者常因突然出现瘫痪、生活自理能力降低、失语等产生焦虑、悲观的情绪，照护人员应予以心理疏导和心理支持，鼓励患者多与家人交流，指导患者正确面对疾病，消除不良心理，增强战胜疾病的信心。

5. 康复训练

康复训练包括语言功能训练、运动功能训练及协调能力训练等。

（1）语言功能训练：可根据患者喜好选择合适的图片或读物，从发音开始按照字、词、句、段的顺序训练患者说话，循序渐进地、有重点地进行训练。训练时护理人员应仔细倾听，善于猜测询问，为患者提供诉说熟悉的人或事的机会。同时要对家属做必要的指导，为患者提供良好的语言环境，以便于促进语言功能的改善和恢复。

（2）运动功能训练：应循序渐进，对肢体瘫痪的患者在康复早期即开始做关节的被动运动，稳定后，应鼓励患者做主动锻炼，活动量由小到大，时间由短到长，并逐渐增加活动量。应尽早协助患者下床活动，先借助平行木练习站立、转身，后逐渐借助助行器练习行走。

（3）协调能力训练：主要是训练肢体活动的协调性，先集中训练近端肌肉的控制力，后训练远端肌肉的控制力，训练时要注意保护患者的安全。

（4）吞咽功能训练：康复方法包括唇、舌、颜面肌和颈部屈肌的主动运动和肌力训练。先进食糊状或胶冻状食物，少量多餐，逐步过渡到普通食物；进食时取坐位，颈部稍前屈避免发生咽反射；软腭冰刺激；咽下食物练习呼气或咳嗽可以预防误咽；构音器官的运动训练有助于改善吞咽功能。

6. 健康教育

告知患者缺血性脑卒中（脑梗死）发生的原因、诱发的高危因素与好发人群、治疗方法和主要照护措施，让老年人掌握缺血性脑卒中（脑梗死）的基础知识，有疾病自我管理意识，主动采取科学的方法预防脑梗死的发生和发展。

（二）出血性脑卒中的健康照护措施

1. 一般护理

（1）休息与活动。急性期绝对卧床休息4～6周，抬高床头15～30度，以减轻脑水肿，发病24～48小时内避免搬动。待患者病情平稳后，逐渐抬高床头，辅助患者进行床上坐位、下床站立和适当运动，鼓励患者循序渐进地活动。

（2）环境与安全。提供安静、舒适的休养环境，避免强光、强声刺激。对于有烦躁、谵妄者，应加保护性床挡，必要时使用约束带；对于昏迷、瘫痪者，应注意预防压疮，保持床单位整洁、干燥。

（3）饮食护理。急性脑出血发病24小时内禁食，待生命体征平稳后可给予高蛋白、高维生素、清淡、易消化、无刺激的流质饮食，少食多餐；对于昏迷或吞咽困难者可给予鼻饲，做好口腔护理。

2. 密切观察病情

监测患者的生命体征、意识、瞳孔的变化，注意观察脑疝的先兆，如出现意识障碍加深、头痛、呕吐、血压升高、呼吸不规则、双侧瞳孔不等大等情况，应及时通知医生并做好抢救准备；保持呼吸道通畅，及时清理呼吸道分泌物，防止肺部感染；吸氧，防止脑缺氧。

3. 用药护理

（1）降颅压药。常用药物为甘露醇，用药过程中应记录24小时出入液体量，并注意该药的肾毒性作用，如患者合并心功能不全时可用呋塞米。对出血量较大、颅内压增高明显、意识障碍较重或有脑疝时可选用地塞米松，但对合并糖尿病、消化道出血或严重感染者禁用。

（2）降压药。脑出血急性期一般不予应用降压药物，以脱水降颅压治疗为基础。但血压过高时可增加再出血的风险，应及时控制血压。当血压≥200/110毫米汞柱时，应采取降压治疗，使血压维持在略高于发病前水平或180/105毫米汞柱左右。血压降低速度和幅度不宜过快以免影响脑灌注压。

（3）止血和凝血药物。应激性溃疡导致消化道出血时可用西咪替丁、奥美拉唑等药物。照护员应协助患者用药，观察和记录药物的疗效和不良反应。

4. 心理照护

应鼓励和安慰患者,减轻其应激反应;同时做好家属的心理疏导,通过相关知识和技能的讲解增强其与患者合作,共同战胜疾病的信心和勇气。

知识点六:脑卒中的健康指导

1. 疾病知识指导

向患者及家属介绍脑卒中的基本病因和危险因素,早期症状和就诊指征,使患者和家属掌握早期识别脑卒中的方法;告知患者避免各种诱发因素,如情绪激动、过度兴奋或愤怒、恐惧等不良心理刺激。保持积极愉快乐观的生活态度,避免情绪激动和不良刺激。

2. 日常生活指导

鼓励患者从事力所能及的家务活,日常生活不要过度依赖家里,适当运动,合理安排起居,坚持适当的体育锻炼,避免情绪激动。指导患者穿宽松、柔软、棉质且穿脱方便的衣服,穿衣时先穿患侧再穿健侧,脱衣时顺序相反。不穿系带的鞋子。

3. 运动指导

保持环境安静,注意休息,生活规律,保证充足的睡眠。对于恢复较好、没有明显后遗症的患者应鼓励其坚持适当的运动,如打太极、散步,可以促进血液循环和大脑的新陈代谢,改善脑的营养状况,但应避免过度劳累及用脑过度,做到劳逸结合。

4. 康复指导

告知患者及家属康复治疗的知识和功能锻炼的方法,帮助分析和消除不利于疾病康复的因素,落实康复计划,并与康复治疗师保持联系以便及时调整康复训练方案。

5. 积极治疗原发病

如高血压、糖尿病、心脏病、肥胖、高血脂等危险因素。遵医嘱按时服药,积极控制高血压。一旦出现头痛、呕吐、步态不稳、血压升高、肢体麻木无力、言语模糊或失语、意识障碍等异常情况等及时就医。

任务实施

任务一 为肖奶奶撰写健康照护计划

表 3-3-1 肖奶奶健康照护计划

健康问题和照护目标	健康照护措施
健康问题1:Ⅰ期压疮 照护目标:肖奶奶骶尾部的压疮逐渐愈合。	1. 评估: (1) 定期评估肖奶奶营养状态、躯体活动情况。 (2) 评估肖奶奶的全身及局部受压部位皮肤的情况,如皮肤完整度、皮肤颜色,测量压疮面积。 2. 减轻局部压力: (1) 建立翻身卡,定时翻身,做好记录与交接班。 (2) 解除局部受压,改善局部血运,去除危险因素,避免压疮加重,必要时用透明贴、减压贴保护皮肤。 (3) 使用气垫床及楔形垫,悬空骶尾部,促进压疮恢复。 (4) 询问奶奶的感受,定期评价压疮的治疗与照护效果。

(续表)

健康问题和照护目标	健康照护措施
	3. 一般照护： (1) 保持床单平整、干燥、无渣屑。 (2) 保持皮肤清洁干燥,保持皮肤完整。 4. 营养支持： (1) 请营养师评估肖奶奶的营养状况,并制定营养支持计划。 (2) 评估老年人的肾脏功能,以免高蛋白饮食加重肾脏的损伤。 (3) 予高蛋白、高维生素、高热量饮食,提供蛋白质 1.25～1.5 克/千克体重。每日补充充足的水分。 (4) 通过膳食无法满足肖奶奶营养需要时,可为其提供高卡路里、高蛋白和微量元素的营养补充剂。 (5) 规律进食,安置合适的进食体位,告知肖奶奶进食时细嚼慢咽、小口进食、勿说话嬉笑、饭菜汤交替防噎食。
照护问题 2：生活不能完全自理 照护目标：肖奶奶愿意参与功能锻炼和自我照护,自理能力有所提高	1. 与康复治疗师、老年人能力评估师合作,评估奶奶的肌力、关节活动度、自理能力等。 2. 根据康复计划每日协助肖奶奶进行言语功能训练、运动能力训练等,逐步提高其日常生活能力。 3. 通过《Morse 跌倒风险评估量表》评估跌倒风险,做好安全照护工作,为肖奶奶加床挡,防止坠床的发生。 4. 鼓励肖奶奶主动参与日常自理活动,如自主翻身、刷牙、洗脸、进食等,指导其主动进行踝泵运动以防下肢深静脉血栓的形成。
照护问题 3：情绪抑郁 照护目标：肖奶奶能树立战胜疾病的信心,自卑情绪逐渐减轻或消失,愿意参与日常社会活动	1. 照护团队人员包括医生、护士、护理员、营养师、心理咨询师等,根据肖奶奶情况,邀请心理咨询师为肖奶奶进行评估,必要时每周做一次专业的心理疏导。 2. 在康复师的指导下进行言语康复训练,在言语康复训练过程中多鼓励和表扬肖奶奶,增强其自信心。 3. 帮助肖奶奶了解脑卒中的治疗和护理方法,使其情绪缓和,能正确面对疾病,树立战胜疾病的信心。

任务二　为肖奶奶进行 Ⅰ 期压疮的护理

表 3-3-2　Ⅰ 期压疮的护理操作流程

项目	技术操作要求	示范
工作准备	1. 介绍照护情境。 2. 物品准备：齐全,治疗盘、脸盆、水壶、冷热水、水温计、毛巾、软枕或体位垫 3～5 个、翻身记录单、笔、洗手液、透明贴,必要时备屏风、干净被服、衣裤、凡士林(润肤露)。 3. 环境准备：室内整洁,温、湿度适宜,必要时关闭门窗、屏风遮挡。 4. 老年人准备：老年人平卧于床上、盖好被子、拉好床挡,能配合操作。 5. 个人准备：着装规范,规范洗手,并使用手消毒液消毒。	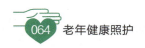 图 3-3-3　工作准备

(续表)

项目	技术操作要求	示范
沟通解释评估	1. 核对： (1) 问好、自我介绍、友好微笑、称呼恰当。 (2) 核对照护对象基本信息。 2. 介绍： (1) 介绍操作内容、目的、时间、方法或关键步骤。 (2) 介绍需要老年人注意和(或)配合的内容。 3. 询问： (1) 老年人对照护过程是否存在疑问。 (2) 对所处的环境是否满意，体位是否舒适，有无其他需求，是否可以开始操作。 4. 评估： (1) 全身情况(精神状态、饮食、二便、睡眠等)。 (2) 局部情况(肢体活动度、全身及受压部位皮肤情况等)。 (3) 特殊情况(压疮面积、程度、处理效果等)。	沟通解释评估
实施过程	1. 翻身，清洁骶尾部皮肤： (1) 屏风遮挡，放下床挡；协助老年人取舒适体位，协助老年人褪下裤子至膝关节处。 (2) 照护人员站在老年人的右侧，打开盖被，S型折叠对侧，为老年人保暖。 (3) 协助老年人翻身，先将身体移向近侧；将老年人患侧手臂放于胸，嘱老年人用健侧手抓住对侧床栏，用足撑住床面，与照护人员一起用力向对侧翻身。 (4) 暴露擦拭部位；将脸盆置于床尾椅上；调试温水。 (5) 擦拭背部及骶尾部皮肤；将润肤露涂抹在老年人背部，保护皮肤。 2. 观察处理： (1) 查看骶尾部压疮的大小、颜色、有无好转或进展。 (2) 必要时使用透明贴进行保护。 (3) 协助老年人翻身，避免骶尾部受压。 (4) 为老年人摆放良肢位，促进舒适。 3. 操作后处置： (1) 协助老年人穿好衣裤，保持体位稳定舒适，整理床单位，支起床挡。 (2) 整理物品，如屏风遮挡，撤去屏风，开窗通风。 (3) 洗手。 (4) 填写翻身记录单，记录翻身时间、体位和局部皮肤情况。 4. 针对本次操作，进行健康宣教： (1) 健康教育建议不少于3条。 (2) 要求通俗易懂，有针对性。	压疮护理 健康宣教

（续表）

项目	技术操作要求	示范
整理记录	1. 询问老年人有无其他需求、是否满意（反馈）。 2. 整理各项物品。 3. 规范洗手。 4. 记录（不漏项），汇报异常情况。	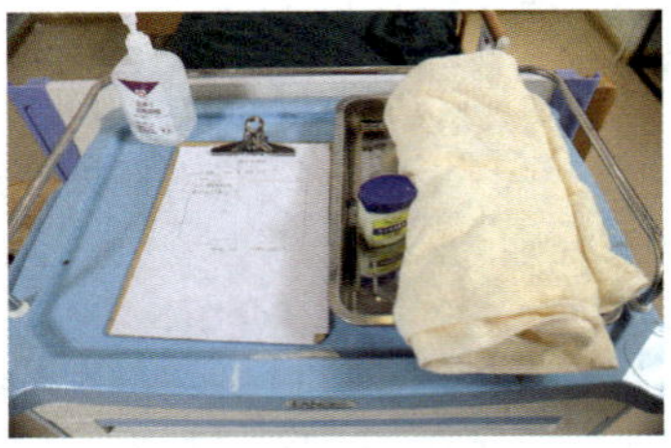 图 3-3-4 整理记录

任务三 指导肖奶奶预防深静脉血栓

表 3-3-3 指导老年人预防深静脉血栓操作流程

项目	技术操作要求	示范
工作准备	1. 介绍照护情境。 2. 物品准备：齐全，能满足完成整个操作，性能完好。 3. 环境准备：温、湿度适宜，光线明亮，空气清。 4. 老年人准备：老年人状态良好，可配合操作。 5. 个人准备：着装规范，规范洗手，并使用手消毒液消毒。	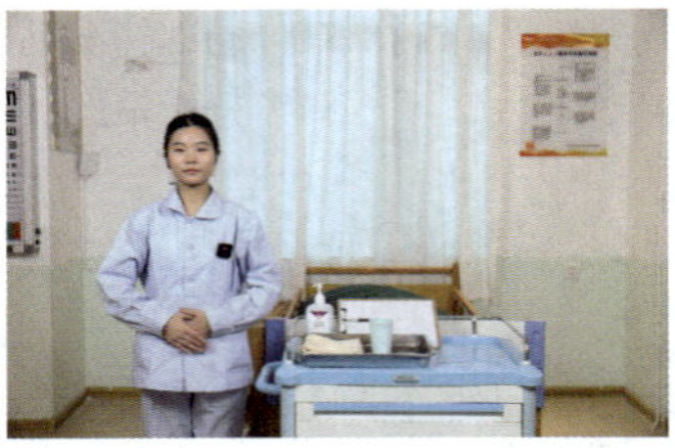 图 3-3-5 工作准备
沟通解释评估	1. 核对： （1）问好、自我介绍、友好微笑、称呼恰当。 （2）核对照护对象基本信息。 2. 介绍： （1）介绍操作内容、目的、时间、方法或关键步骤。 （2）介绍需要老年人注意和（或）配合的内容。 3. 询问： （1）老年人对照护过程是否存在疑问。 （2）所处的环境是否满意，体位是否舒适，有无其他需求，是否可以开始操作。 4. 评估： （1）全身情况（如精神状态、饮食、二便、睡眠等）。 （2）局部情况（如肌力、肢体活动度、测量侧皮肤情况等）。 （3）特殊情况（语言表达、理解能力等）。	操作视频 沟通解释评估
实施过程	1. 体位准备：协助老年人取仰卧位或半卧位，膝部伸直。 2. 踝关节跖屈运动：指导老年人最大限度脚尖朝下，保持 5～10 秒。 3. 背伸运动：指导老年人尽力使脚尖朝向自己，最大限度保持 5～10 秒。 4. 踝关节旋转运动：指导老年人以踝关节为中心，双脚做 360 度顺时针旋转，尽量保持动作幅度最大，旋转一周后放松，再同样进行逆时针旋转一周放松。 5. 直腿抬高锻炼：指导老年人双下肢交替进行抬高 20～30 度，最大限度保持 5～10 秒。	操作视频 实施过程

（续表）

流程	技术操作要求	示范
	6. 股四头肌收缩锻炼：指导老年人尽力使膝关节压向床面，最大限度保持5～10秒。 7. 告知老年人每天训练的3～5次和每次训练10～20分钟，循序渐进，持之以恒。	 健康宣教
	8. 针对本次操作，进行健康宣教： (1) 健康教育建议不少于3条。 (2) 要求通俗易懂，有针对性。	
整理记录	(1) 询问老年人有无其他需求、是否满意(反馈)。 (2) 整理各项物品。 (3) 规范洗手。 (4) 记录(不漏项)，汇报异常情况。	图3-3-6　健康宣教

任务评价

登录复旦社云平台（www.fudanyun.cn），搜索"老年健康照护"，下载评价表格进行评价。

课后拓展

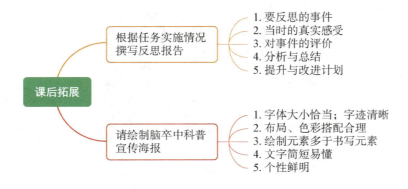

课后习题

扫码完成在线练习。

模块四

内分泌和代谢系统疾病的健康照护

模块导读

内分泌系统由固有的内分泌腺和内分泌组织、细胞及它们所分泌的激素和因子构成。其主要功能是调节生理活动和生命过程，包括新陈代谢、生长发育、生殖与衰老，以维持人体内环境的稳定和适应体内外的复杂变化。内分泌系统结构（以女性为例）见图4-0-1。

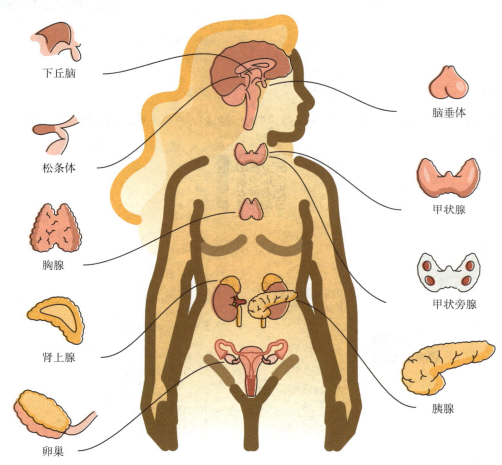

图4-0-1 内分泌系统示意图（女性）

新陈代谢是生命最基本的特征之一。新陈代谢包括合成代谢和分解代谢。合成代谢是机体不断从外界摄取营养物质来建设和更新自身，并存储能量；分解代谢是机体不断分解体内物质为各种生命活动提供能量。

随着人体的老化，内分泌系统和新陈代谢发生一系列增龄变化。一方面，随着年龄增长，人体内分泌器官重量减轻、内分泌激素合成和分泌量减少、激素的有效性降低。例如：老年人甲状腺腺体萎缩，甲状腺素活性降低，甲状腺功能明显下降；老年人肾上腺皮质和髓质细胞减少，肾上腺皮质对促肾上腺皮质激素反应性降低，雄酮、脱氢异雄酮硫酸盐减少导致生殖功能明显下降。另一方面，由于增龄更容易导致内分泌失调，老年人常出现糖、脂肪和蛋白质、水电解质的代谢紊乱，导致高血糖、高血脂、高血压和高尿酸血症。

本模块内分泌和代谢系统常见疾病的健康照护学习内容主要是糖尿病老年人的健康照护、甲状腺功能亢进症老年人的健康照护、痛风老年人的健康照护，具体见图4-0-2。

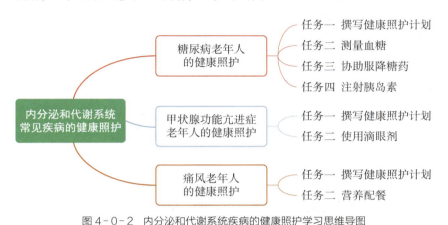

图4-0-2　内分泌和代谢系统疾病的健康照护学习思维导图

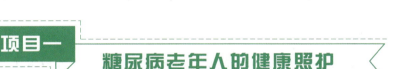

项目一　糖尿病老年人的健康照护

学习目标

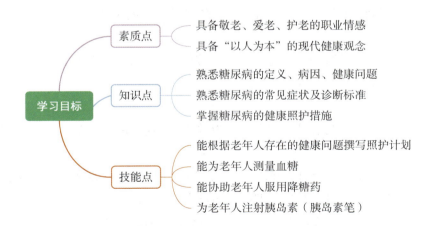

情境案例

基本信息：黄奶奶，75岁，退休工人，独居丧偶，育有一儿一女，性格开朗，饮食口味较重，喜食面食、甜食和辣椒。

疾病史：患有2型糖尿病、糖尿病肾病10年余，高血压病史15年，口服降压药和降糖药治疗，血糖控制不稳定。

目前状况:半年前突发脑梗死,现右侧肢体偏瘫,左侧肢体功能正常,能自行进食。如厕、穿衣、洗漱需协助。近1周来患者"多尿多饮多食"现象加重,出现排尿困难、泌尿系统感染,门诊以"2型糖尿病、糖尿病肾病"收入院。入院后查体:空腹血糖12.6毫摩尔/升,餐后2小时血糖18毫摩尔/升,糖化血红蛋白(HbA1c)11.0%。遵医嘱给予留置导尿,口服胰岛素促泌剂(格列美脲)加胰岛素敏感性药物(二甲双胍),长效胰岛素睡前注射等对症治疗,1周后症状明显减轻。转入阳光医养结合机构进行照护,现黄奶奶情绪焦虑,饮食及睡眠尚可。

根据黄奶奶身体情况,请完成以下照护任务:

任务一　为黄奶奶撰写健康照护计划
任务二　为黄奶奶测量血糖
任务三　协助黄奶奶服降糖药(餐前、餐中、餐后)
任务四　为黄奶奶注射胰岛素(胰岛素笔)

任务分析

知识点一:糖尿病疾病定义

糖尿病(DM)是由遗传和环境因素共同作用而引起的一组以慢性高血糖为特征的代谢性疾病。因胰岛分泌减少和(或)作用缺陷导致碳水化合物、脂肪、蛋白质、水和电解质等代谢紊乱。随着病程延长,可出现肾、眼、心脏、血管、神经等的损害。重症或应激时可发生酮症酸中毒和高渗性昏迷等急性综合征。

知识点二:糖尿病分型

我国目前采用世界卫生组织1999年的病因学分型体系,将糖尿病分为以下四大类:1型糖尿病、2型糖尿病、其他特殊类型糖尿病、妊娠糖尿病。老年人以2型糖尿病多见。

知识点三:糖尿病发病原因

糖尿病的病因尚不明确,主要有三方面的因素:遗传、环境、生理性老化。

1. 遗传因素

糖尿病属于多基因-多因子遗传病,通过染色体遗传给后代,亲代为糖尿病患者,子代糖尿病的发病几率要明显高于正常家庭的人群。

2. 环境因素

环境因素对于携带有糖尿病易感基因的人群尤为敏感,这类人的发病几率更高。环境因素主要包括人体内外两大因素。

(1)外因素主要指病毒感染。当前被确认出与糖尿病相关的病毒种类有腮腺炎病毒、风疹病毒、柯萨奇病毒等。病毒引起自身免疫紊乱是导致1型糖尿病发病的主要原因。

(2)内因素主要指不良生活方式。进食过多或运动不足。随着人体衰老,人体基础代谢减慢,机体代谢葡萄糖能力和组织利用葡萄糖的能力下降。若久坐不动或进食过多高热量、高糖、高脂食物,更容易产生胰岛素抵抗,发展成为2型糖尿病。

3. 生理性老化

老年人胰岛中胰岛B细胞数量减少,胰岛素分泌数量下降、质量降低,更容易导致血糖增高,为2型糖尿病发病的重要原因。

知识点四：糖尿病的常见症状

1. 主要症状

（1）多尿、多饮、多食和体重减轻：这是糖尿病的典型临床表现，即常说的"三多一少"。

（2）皮肤瘙痒：由于高血糖及末梢神经病变导致皮肤干燥和感觉异常，患者常有皮肤瘙痒。

（3）其他症状：如四肢酸痛、麻木、腰痛，月经失调，性欲减退，阳痿不育，便秘，视力模糊等。

2. 并发症

（1）急性并发症：糖尿病酮症酸中毒、糖尿病高渗性昏迷等。

（2）感染：常出现呼吸道、泌尿道、皮肤和女性患者外阴部感染，其中以泌尿系统感染最常见，如肾盂肾炎和膀胱炎等。

（3）慢性并发症：糖尿病大血管病变易引发脑卒中、冠心病、肾病等并发症；糖尿病微血管病变易出现糖尿病视网膜病变；糖尿病神经病变增加糖尿病足发生的风险。见图 4-1-1。

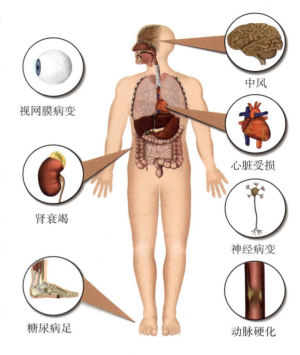

图 4-1-1　糖尿病慢性并发症

知识点五：糖尿病的检查方法

1. 血糖测定

血糖测定的方法有静脉血浆葡萄糖测定、毛细血管血葡萄糖测定和 24 小时动态血糖测定 3 种。前者用于诊断糖尿病，后两种仅用于糖尿病的监测，它们是最常用的糖尿病检查与血糖监测的方法。

2. 葡萄糖耐量试验

当血糖值高于正常范围而又未达到糖尿病诊断标准，或疑有糖尿病倾向者，需进行口服葡萄糖耐量试验（OGTT）。葡萄糖耐量试验适用于糖尿病早期诊断。

3. 糖化血红蛋白 A1 测定

以抽静脉血查糖化血红蛋白（HbA1c）最为主要，可反映取血前 8～12 周血糖的平均水平，是糖尿病病情控制的监测指标之一。

4. 胰岛 B 细胞功能检查

主要包括胰岛素释放试验和 C 肽试验，用于评价基础和葡萄糖介导的胰岛素释放功能。

知识点六：糖尿病诊断标准

典型案例根据"三多一少"症状和各种急、慢性并发症，结合实验室检查结果即可诊断；轻症及无症状者主要依据静脉血葡萄糖检测结果追溯该病。单纯空腹血糖正常并不能排除患糖尿病的可能性，应加测餐后血糖或进行口服葡萄糖耐量实验。诊断时应注意是否符合糖尿病诊断标准、分型，有无并发症及严重程度，有无加重糖尿病的因素存在。目前我国采用世界卫生组织 1999 年提出的糖尿病诊断标准（表 4-1-1）。

表 4-1-1 糖尿病诊断标准

诊断标准	静脉血浆葡萄糖水平（毫摩尔/升）
空腹血糖检测或（加）典型糖尿病症状	≥7.0
典型糖尿病症状＋随机血糖检测	≥11.1
典型糖尿病症状＋葡萄糖负荷后两小时血糖检测	≥11.1

注："空腹"的定义是至少 8 小时没有热量的摄入；"随机血糖"是指一天当中任意时间的血糖而不考虑上次进餐的时间。

知识点七：糖尿病治疗原则

遵循早期、长期、综合、全面达标及治疗方法个体化的原则。胰岛素治疗应在综合治疗基础上进行。综合治疗包括糖尿病教育、饮食治疗、运动锻炼、药物治疗、自我监测和心理疏导 6 个方面，以及降糖、降压、调脂、改变不良生活习惯 4 项措施。药物治疗包括口服降糖药物、胰岛素治疗和 GLP-1 受体激动药。其中口服降糖药物主要包括促胰岛素分泌剂，如磺脲类；增加胰岛素敏感性药物，如双胍类和噻唑烷二酮类；延缓葡萄糖吸收类药物，如 α-葡萄糖苷酶抑制剂等。

知识点八：糖尿病的主要照护措施

1. 一般照护措施

（1）饮食照护：遵循低糖、低脂肪、适量蛋白质和高纤维的膳食原则。根据老年人性别、年龄、理想体重、工作性质、生活习惯计算每天所需总热量。每日主食要定时定量，根据患者的生活习惯、病情并配合药物治疗来分配。

（2）运动照护：运动前应评估老年人糖尿病的控制情况，根据老年人具体情况决定运动方式、时间以及运动量。用胰岛素或口服降糖药者最好每天定时活动。运动方式以有氧运动为主，如快走、骑自行车、做广播操、练太极拳、打乒乓球等。运动不宜在空腹时进行，以防低血糖发生，最佳选择是餐后 1 小时（以进食开始计时）。在运动中若出现胸闷、胸痛、视力模糊等低血糖反应应立即停止运动，并及时处理或就医。

（3）用药照护：遵医嘱根据药物的作用、剂量、用法、不良反应和注意事项，指导老年人正确服用。

① 磺脲类药物：代表药物有格列苯脲（U 降糖）、格列美脲、格列齐特等。适用于经饮食、运动治疗，血糖控制仍不稳定者，主要用于 2 型糖尿病患者。它能激活胰腺中胰岛 B 细胞释放胰岛素、提高胰岛素敏感性、降低胰岛素抵抗和降低肝脏内葡萄糖的产生。不良反应是容易出现低血糖、体重增加和皮肤过敏。协助老年人服用磺脲类药物，半小时内须进食，防止引起低血糖反应，并严密观察药物效果与不良反应。

② 双胍类药物：代表药物有二甲双胍、丁福明等。能减少肝脏产生葡萄糖，促进肌肉摄取葡萄糖，增加胰岛素敏感性，是肥胖的糖尿病患者有效的一线用药。为减轻双胍类药物的胃肠不良反应，以及服药后可能出现消化系统不良反应，一般建议餐后服用。

③ α-葡萄糖苷酶抑制剂：代表药物有阿卡波糖、伏格列波糖等。通过抑制小肠黏膜刷状缘的 α-葡萄糖苷酶以延缓碳水化合物的吸收，降低餐后高血糖。主要特点包括平稳降糖、安全性高，可降低心血管并发症，是少数可干预糖耐量受损的口服降糖药之一。常于第一口饭嚼服，进餐后发现漏服不补服。

④ 噻唑烷二酮类药物：代表药物有法格列酮、达格列酮。特点是能明显增强机体组织对胰岛素的敏感性，改善胰岛 B 细胞功能，实现对血糖的长期控制。注意本品不可与二甲双胍合用。

2. 病情观察

观察患者生命体征、精神和神志状态,营养状况,皮肤和黏膜情况,眼部情况,神经和肌肉系统情况,加强糖尿病老年人并发症的观察与预防。

3. 使用胰岛素的照护

胰岛素的注射途径包括静脉注射和皮下注射两种。胰岛素专用注射器、胰岛素笔和胰岛素泵是常用的3种胰岛素注射工具。合理选择胰岛素注射工具和正确注射胰岛素是保证胰岛素治疗效果的重要环节。

(1) 胰岛素的保存

未开封的胰岛素放于冰箱2~8摄氏度冷藏保存。正在使用的胰岛素在常温下(不超过28摄氏度)可使用28~30天,无须放入冰箱,但应避免过冷、过热、太阳直晒、剧烈晃动等,以免因蛋白质凝固变性而失效。

(2) 注射部位的选择与轮换

胰岛素采用皮下注射,选择上臂外侧、臀部外上侧、大腿正面和外侧面以及腹部等部位的脂肪层。腹部吸收胰岛素最快,其次分别为上臂、大腿和臀部。如患者参加运动锻炼,不要选择在大腿、上臂等活动的部位注射胰岛素。注射部位要经常轮换,长期注射同一部位可能导致局部皮下脂肪萎缩或增生、局部硬结。可进行腹部、上臂、大腿外侧和臀部的"大轮换",如餐时注射在腹部,晚上注射在上臂等,见图4-1-2。

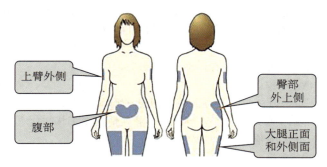

图4-1-2 注射部位的选择与轮换

4. 健康指导

(1) 告知老年人口服降糖药及胰岛素的名称、剂量、给药时间和方法,教会其正确测量血糖(图4-1-3)并会观察药物效果和不良反应。对于注射胰岛素者,应教会其或家属掌握正确的注射方法(图4-1-4),开始治疗后还应进行随访。教导老年人外出时随身携带识别卡,以便发生紧急情况时及时处理。

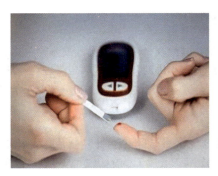

图4-1-3 测血糖

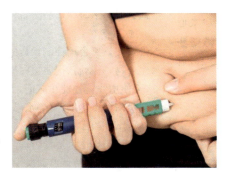

图4-1-4 胰岛素注射

（2）指导老年人掌握饮食、运动的原则和方法，嘱咐其生活应规律，戒烟酒，注意个人卫生。

（3）指导老年人及家属掌握糖尿病常见急性并发症的主要临床表现、观察方法及处理措施。

（4）指导老年人预防糖尿病足。每天检查双足1次，了解足部有无感觉减退、麻木、刺痛感；观察足部皮肤有无颜色、温度改变及足部动脉搏动情况；注意检查趾甲、趾间、足底部皮肤有无胼胝、鸡眼、甲沟炎、甲癣，是否发生红肿、青紫、水疱、溃疡、坏死等。定期做足部保护性感觉的测试，及时了解足部感觉功能。

（5）病情监测指导。指导老年人：每3～6个月复查HbA1c；血脂异常者每1～2个月检测1次，如无异常每6～12个月检测1次；每1～3个月测1次体重；每年全面体检1～2次，以尽早防治慢性并发症。指导老年人学习和掌握监测血糖、血压、体重指数的方法。

任务实施

任务一　为黄奶奶撰写健康照护计划

表4-1-2　黄奶奶的健康照护计划

健康问题和照护目标	照护措施
健康问题1：生活不能自理 照护目标：黄奶奶身体清洁舒适，日常生活需要得到满足	1. 日常照护： 向黄奶奶介绍机构作息安排；指导黄奶奶使用呼叫器；掌握黄奶奶生活习惯，安排其起床、午休、晚休；保持皮肤的清洁，每日协助黄奶奶如厕、穿衣、洗漱，每2天为其洗澡1次；嘱黄奶奶穿宽松鞋袜，袜口宽松，抬高黄奶奶双脚促进血液回流，观察足部皮肤、感觉情况，防止破损，如有异常，及时处理。 2. 清洁照护： 做好黄奶奶清洁卫生，防止感染；观察黄奶奶排便情况，如厕时保护其隐私，处理其大小便时戴好口罩、手套，及时洗手，记录其每日排便情况，三日未排便应及时干预；观察其尿液颜色、性状、量、气味，如有异常及时报告。 3. 功能训练： 与康复治疗师一起为黄奶奶制定右侧肢体康复训练计划，告知黄奶奶训练目的及方法取得其配合。训练频率3次/日，20～30分钟/次；同时指导黄奶奶进行踝泵功能训练，预防下肢静脉血栓。
健康问题2：血糖高 照护目标：黄奶奶掌握了正确的口服降糖药及注射胰岛素方法，血糖维持在正常水平	1. 用药照护： 遵医嘱监测血糖并记录，并及时报告，做好交接。 遵医嘱协助黄奶奶及时、正确口服降血糖药物，注意观察药物疗效及不良反应；遵医嘱协助黄奶奶每天同一时间使用胰岛素笔注射胰岛素，并进行腹部、上臂、大腿外侧和臀部的"大轮换"，观察用药后血糖控制情况。 嘱黄奶奶平时在口袋里备一些点心，在低血糖症状发生时食用。 2. 饮食照护： 告知黄奶奶合理控制饮食的重要性，取得其配合；根据营养师的安排为黄奶奶准备适量碳水化合物、低脂肪、优质蛋白质和高纤维的膳食，协助其每日定时定量进食，严格限制各种甜食，可使用非营养性甜味剂，如木糖醇等满足其对甜食的需求；如血糖控制正常时可在两餐之间或睡前加食苹果、梨等水果。 3. 运动照护： 告知黄奶奶适量运动可提高人体对胰岛素的敏感性，更好地达到治疗效果，但运动不宜在空腹时进行，以防低血糖发生。协助黄奶奶每天餐后1小时（以进食开始计时）进行适量运动，

(续表)

健康问题和照护目标	照 护 措 施
	如晨操、社工活动等;运动中需注意补充水分;在运动中若出现胸闷、胸痛、视力模糊等应立即停止运动,并及时处理。运动前后要加强血糖监测。当空腹血糖>16.7毫摩尔/升,应减少活动,增加休息。 4. 知识指导: 做好疾病知识宣教;告知黄奶奶及家属不能随意更改降糖药物及其剂量。定期监测血糖,黄奶奶活动量增加时,要减少胰岛素的用量并及时加餐,以预防低血糖的发生。
健康问题3:焦虑 照护目标:黄奶奶适应了机构生活,焦虑情绪减轻或消失	1. 专业心理疏导: 照护团队心理医生每周为黄奶奶做一次心理疏导,帮助和指导其掌握心理减压方法。 2. 日常交流沟通: 护理人员日常多关心黄奶奶,了解其生活习惯、性格特点及爱好,尽量按黄奶奶习惯布置房间及安排日常活动,营造家庭般的温馨环境让其心情放松、愉悦。 3. 帮助获得更多社会支持: 嘱咐家属定期探望,常通过打电话、视频通话关心黄奶奶;社工鼓励黄奶奶参与小组活动,改善情绪;指导黄奶奶多做自己喜欢的事情来转移注意力。

任务二 为黄奶奶测量血糖

表 4-1-3 为老年人测量血糖流程

流程	技术操作要求	示范
工作准备	1. 介绍照护情境。 2. 物品准备:齐全,含治疗盘、血糖仪、血糖试纸、采血针、棉签、75%酒精、执行单、笔、弯盘、快速手消毒液、锐器盒。 3. 环境准备:温、湿度适宜,光线明亮,空气清新。 4. 老年人准备:老年人状态良好,可以配合操作。 5. 个人准备:着装规范,规范洗手,并使用手消毒液消毒。	图 4-1-5 工作准备
沟通解释评估	1. 核对: (1) 问好、自我介绍、友好微笑、称呼恰当。 (2) 核对照护对象基本信息。 2. 介绍: (1) 介绍操作内容、目的、时间、方法或关键步骤。 (2) 介绍需要老年人注意和(或)配合的内容。 3. 询问: (1) 老年人对照护过程是否存在疑问。 (2) 所处的环境是否满意,体位是否舒适,有无其他需求,是否可以开始操作。 4. 评估: (1) 全身情况(精神状态、饮食、二便、睡眠等)。 (2) 局部情况(肢体活动度、测量部位皮肤情况等)。 (3) 特殊情况(既往血糖情况、测量前的进食时间)。	沟通解释评估 (操作视频)

（续表）

流程	技术操作要求	示范
实施过程	1. 测量血糖： （1）再次核对老年人信息，确认测血糖的时间。 （2）开机，确认血糖试纸的编号与血糖仪设置的编号一致，准备好血糖试纸。 （3）指导老年人手臂下垂5～10秒后自然放于身体两侧，手心朝上。 （4）安装采血针头，调节深浅适宜，使采血笔处于备用状态。 （5）用酒精消毒手指的指腹2次，手指向上直立待干。 （6）从试纸瓶内取出试纸，随即盖紧瓶盖。 （7）当血糖仪显示插入图样时，将试纸平直插入血糖仪。 （8）选择手指两侧任一部位（避开指腹神经末梢丰富部位，减轻疼痛），将采血笔紧紧压住采血部位，按下释放按钮，采血。不要挤压出血点局部，以防组织液析出影响测量结果。 （9）挤出第一滴血液用棉签擦拭后弃去，用第二滴血液进行测试。 （10）将血样滴于试纸的采血区，同时用棉签按压采血部位。 （11）读取测试结果，棉签按压测试点至无出血后弃去。 （12）协助老年人取舒适卧位。	操作视频 测量血糖
	2. 老年人配合要点： （1）询问老年人感受。 （2）告知老年人测量过程中手指不要移动，自然呼吸。	操作视频 健康宣教
	3. 针对本次操作，进行健康宣教： （1）健康教育建议不少于3条。 （2）要求通俗易懂，有针对性。	
整理记录	1. 询问老年人有无其他需求，是否满意（反馈）。 2. 整理各项物品。 3. 规范洗手。 4. 记录（不漏项），汇报异常情况。	图4-1-6 整理记录

任务三 协助黄奶奶服降糖药（餐前、餐中、餐后）

表4-1-4 协助老年人服降糖药流程

流程	技术操作要求	示范
工作准备	1. 介绍照护情境。 2. 物品准备：齐全，含口服给药单、药物、小药杯、食物、毛巾、水杯、弯盘、洗手液、纸巾、手电筒、照护记录单、笔。 3. 环境准备：温、湿度适宜，光线明亮，空气清新。 4. 老年人准备：老年人状态良好，可以配合操作。 5. 个人准备：着装规范，规范洗手，并使用手消毒液消毒。	图4-1-7 工作准备

(续表)

流程	技术操作要求	示范
沟通解释评估	1. 核对： （1）问好、自我介绍、友好微笑、称呼恰当。 （2）核对照护对象基本信息。 2. 介绍： （1）介绍操作内容、目的、时间、方法或关键步骤。 （2）介绍需要老年人注意和（或）配合的内容。 3. 询问： （1）老年人对照护过程是否存在疑问。 （2）所处的环境是否满意，体位是否舒适，有无其他需求，是否可以开始操作。 4. 评估： （1）全身情况（精神状态、饮食、二便、睡眠等）。 （2）局部情况（肢体活动度、口腔黏膜等）。 （3）特殊情况（吞咽功能、既往血糖情况）。	沟通解释评估
实施过程	1. 协助服药： （1）为老年人摇高床头，取坐位或半坐位，后颈背部垫好软垫。 （2）核对老年人的姓名、服药单与药物相符。 （3）准备食物（根据降糖药的服用时间合理安排）。 （4）准备温水：每2～4片药准备100毫升温水，用手腕内侧测试水温适宜，约38～40摄氏度。 （5）先喂老年人喝水，润滑口腔及食管。 （6）协助服药：根据老年人服用降糖药物的种类，合理安排服药与就餐的时间和顺序，以保证疗效，避免药物不良反应。 ① 餐前30分钟服用磺脲类降糖药，包括格列苯脲、格列齐特、格列吡嗪、格列喹酮。 ② 餐前5～20分钟服用非磺脲类胰岛素促泌剂，包括瑞格列奈、那格列奈。 ③ 与第一口饭同服，同时强调嚼服的药物，如阿卡波糖、优利波糖。 ④ 餐后口服的降糖药，如二甲双胍类。 （7）将药杯递给老年人，请老年人自行将药物放入口中。 （8）帮助老年人喝水，取餐巾纸擦干口周水渍。 （9）嘱老年人保持服药体位10分钟以上，再恢复舒适体位。 （10）观察老年人服药后反应。 2. 老年人配合要点： （1）询问老年人感受。 （2）告知老年人服药后保持原体位10分钟以上，再恢复舒适卧位。 3. 针对本次操作，进行健康宣教： （1）健康教育建议不少于3条。 （2）要求通俗易懂，有针对性。	餐前服药 餐中服药 餐后服药 健康宣教

(续表)

流程	技术操作要求	示范
整理记录	1. 询问老年人有无其他需求、是否满意(反馈)。 2. 整理各项物品。 3. 规范洗手。 4. 记录(不漏项),汇报异常情况。	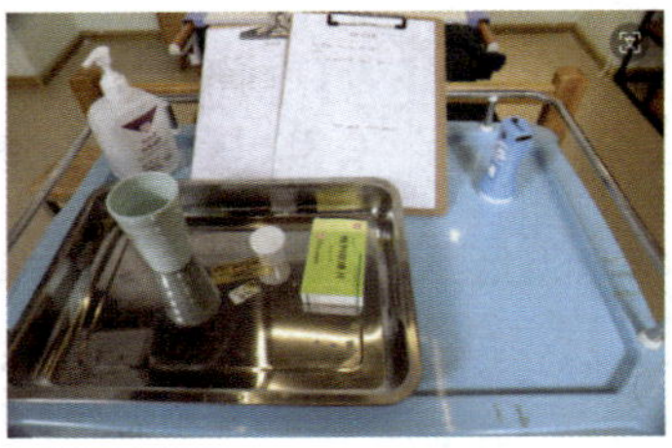 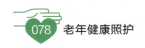 图 4-1-8　整理记录

任务四　为黄奶奶注射胰岛素(胰岛素笔)

表 4-1-5　为老年人注射胰岛素(胰岛素笔)操作流程

流程	技术操作要求
工作准备	1. 介绍照护情境。 2. 物品准备:齐全,含治疗车、治疗盘(75%酒精、消毒棉签、污物盒)、胰岛素、胰岛素笔、BD 针头、锐器盒、注射执行单、必要时备血糖检测物品、洗手液。 3. 环境准备:温、湿度适宜,光线明亮,空气清新。 4. 老年人准备:老年人状态良好,可以配合操作。 5. 个人准备:着装规范,规范洗手,并使用手消毒液消毒。
沟通解释评估	1. 核对: (1) 问好、自我介绍、友好微笑、称呼恰当。 (2) 核对照护对象基本信息。 2. 介绍: (1) 介绍操作内容、目的、时间、方法或关键步骤。 (2) 介绍需要老年人注意和(或)配合的内容。 3. 询问: (1) 老年人对照护过程是否存在疑问。 (2) 所处的环境是否满意,体位是否舒适,有无其他需求,是否可以开始操作。 4. 评估: (1) 全身情况(精神状态、饮食、二便、睡眠等)。 (2) 局部情况(肢体活动度、口腔黏膜等)。 (3) 特殊情况(吞咽功能,既往血糖情况,测量前 30 分钟内有无进食、服用降糖药、剧烈运动等)。
实施过程	1. 为老年人注射胰岛素: (1) 检查螺杆及胰岛素,装入胰岛素笔芯(如果是预混或中效胰岛素应先摇匀)。 (2) 消毒橡皮膜(垂直刺入、拧紧)。 (3) 口述胰岛素的贮存及开瓶后使用。

（续表）

流程	技术操作要求
实施过程	未开封的，于2～8摄氏度冷藏保存；已开封的，于28摄氏度以下常温保存。胰岛素不能放入冷冻室。 2. 排气： 如是刚装的胰岛素笔芯，调拨2U，之后调拨1U，笔直向上，手指轻弹笔芯架数次，使空气聚集在上部后，按压注射键排气，排尽笔芯内的空气，直至一滴胰岛素从针头溢出。 3. 选择正确注射部位，评估注射部位皮肤，用75%酒精正确消毒皮肤。 口述注射部位的选择： 腹部——在以肚脐为中心，半径为5～10厘米区域内注射；上臂——在三角肌下缘外侧注射；大腿——在前侧和外侧，腹股沟下10厘米和膝上10厘米之间注射；臀部——在外上侧注射。注意每次注射点都应间隔至少1厘米。 4. 注射： 核对并调好剂量，捏皮，握笔式进针，按住推键缓慢注射，推注完毕继续保持姿势，针头留置至少10秒钟，针头无液体持续流出。 5. 处置： 卸下针头丢弃至锐器盒，将笔归位。 6. 安置患者（衣服、床单位），并向患者交代进食的时间，不及时进食的后果。 7. 老年人配合要点： (1) 询问老年人感受。 (2) 告知老年人注射过程中心情放松，身体不要移动。 8. 针对本次操作，进行健康宣教： (1) 健康教育建议不少于3条。 (2) 要求通俗易懂，有针对性。
整理记录	1. 询问老年人有无其他需求、是否满意（反馈）。 2. 整理各项物品。 3. 规范洗手。 4. 记录（不漏项），汇报异常情况。

任务评价

登录复旦社云平台（www.fudanyun.cn），搜索"老年健康照护"，下载评价表格进行评价。

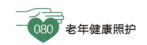

课后拓展

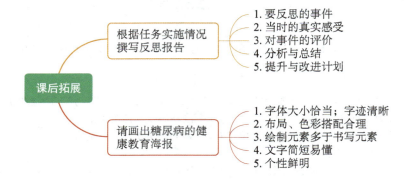

课后习题

扫码完成在线练习。

项目二 甲状腺功能亢进症老年人的健康照护

学习目标

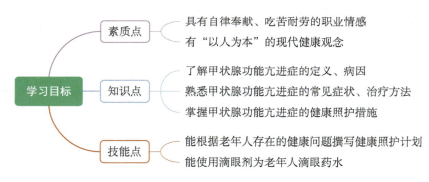

情境案例

基本信息：张奶奶，75岁，160厘米，40千克，中学文化，退休前为工人。

疾病史：张奶奶时常有乏力、怕热、出汗现象，诊断为甲状腺功能亢进症2年。

目前情况：近日出现神志淡漠、寡言、怕热、多汗、多食、体重下降、脖子增粗、心慌气短。遂就医体检：心肺听诊无特殊，体温37.1摄氏度，脉搏112次/分，呼吸20次/分，血压100/60毫米汞柱，甲状腺肿大、可闻及血管杂音。血化验检查：FT4、FT3升高，TSH降低。

根据张奶奶的身体情况，请完成以下照护任务：

任务一　为张奶奶撰写健康照护计划

任务二　使用滴眼剂为张奶奶滴眼药水

任务分析

知识点一：甲状腺功能亢进症定义

甲状腺功能亢进症简称"甲亢",是指由多种病因导致甲状腺腺体(图4-2-1)产生甲状腺激素(TH)过多而引起的甲状腺毒症。甲状腺毒症是指组织暴露于过量甲状腺激素条件下发生的高代谢症群、甲状腺肿及眼征等临床综合征。

根据甲状腺的功能状态,甲状腺毒症可分为甲状腺功能亢进型和非甲状腺功能亢进型。老年人群甲亢的患病率为0.4%~2.3%,占所有甲亢患者的10%~15%,女性高于男性。我国临床甲亢中80%以上是由弥漫性毒性甲状腺肿病引起的。

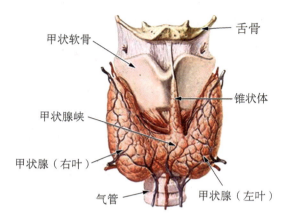

图4-2-1 甲状腺(前面观)

知识点二：甲状腺功能亢进症的常见症状

甲亢的典型表现为甲状腺激素分泌过多引起的甲状腺毒症、甲状腺肿及眼征。老年人的甲亢表现隐匿,约60%以上的患者表现不典型,甚至无症状,在检查中偶然发现,但老年人容易并发甲状腺危象。

1. 甲状腺毒症表现

(1)高代谢综合征:由于甲状腺激素分泌增多导致交感神经兴奋性增高和新陈代谢加速,常有疲乏无力、怕热多汗、多食善饥、消瘦等,危象时可有高热。

(2)精神神经系统:神经过敏、多言好动、焦躁易怒、紧张不安、失眠,记忆力减退,注意力不集中,有时有幻觉甚至精神分裂症表现。可有手、眼睑和舌震颤,腱反射亢进。老年患者常常表现为淡漠型甲亢,主要表现为明显消瘦、神志淡漠、寡言、心悸、乏力、头晕、晕厥、厌食、反应迟钝、行动迟缓和嗜睡。

(3)心血管系统:表现为心悸、气短、胸闷,严重者可发生甲亢性心脏病。常见体征有心率加快,老年人心跳加快可不明显;心律失常,以心房颤动最为常见;如诱发和加重已有或潜在的缺血性心脏病,会引起心力衰竭。心血管系统症状有时可成为老年甲亢患者的唯一表现,极易被忽视。

(4)消化系统:常见食欲亢进、多食消瘦。老年患者可表现为食欲减退、厌食、恶心呕吐,腹泻或便秘,或者两者交替出现。

(5)肌肉与骨骼系统:甲亢性肌病表现为进行性肌无力及肌萎缩,也可伴发重症肌无力。部分表现为周期性瘫痪,多见于亚洲、青年男性,主要累及下肢,伴有低血钾。

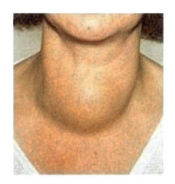

图4-2-2 甲状腺肿大

2. 甲状腺肿

大多数患者有程度不等的甲状腺肿大,见图4-2-2。甲状腺肿为弥漫性,质地中等,无压痛。老年人甲状腺可不肿大或轻度肿大,甲状腺肿大表现以甲状腺结节多见,甲状腺肿大程度与病情轻重无明显关系。

3. 眼征

甲亢患者可出现突眼,患者眼球明显突出、眼神呆滞,伴有眼睑下垂。

4. 甲状腺危象

甲状腺危象是甲状腺毒症急性加重的一个综合征,发生原因与甲状腺激素大量进入循环有关。多发生于较重甲亢未予治疗或治疗不充分的情况,老年患者相比年轻患者,更容易发生。

常见诱因为感染、手术、创伤、精神刺激、放射性碘治疗等。

临床早期表现为原有的甲亢症状加重,并出现高热(体温>39摄氏度),大汗,心动过速(>140次/分),烦躁,焦虑不安,谵妄,恶心,呕吐,腹泻,严重者可有心衰、休克及昏迷等。

本症的诊断主要依靠临床表现综合判断。高度怀疑本症及有危象前兆者,应按甲状腺危象处理。本症的死亡率在20%以上。

知识点三:甲状腺功能亢进症的病因

老年人甲状腺功能亢进症的主要病因是多发或单一结节的毒性甲状腺肿及自主性高功能甲状腺结节,而非年轻人甲状腺功能亢进所常见的弥漫性毒性甲状腺肿。老年人亦常见的还有碘致甲状腺功能亢进症,其主要由经常使用抗心律失常药物胺碘酮及多食含碘食物导致。

知识点四:甲状腺功能亢进症的治疗方法

目前尚不能针对甲亢进行病因治疗,抗甲状腺药物治疗、放射性^{131}I治疗和手术治疗是被普遍采用的治疗方法。

1. 抗甲状腺药物治疗:抗甲状腺药物治疗是甲亢的基础治疗,也是老年甲亢患者最主要的治疗方法,其不会引起甲状腺永久损伤,但是治疗疗程长,复发率高。抗甲状腺药物治疗包括硫脲类和咪唑类两类,硫脲类包括丙硫氧嘧啶和甲硫氧嘧啶等,咪唑类包括甲巯咪唑和卡比马唑等,最常用药物是丙硫氧嘧啶和甲巯咪唑。药物不良反应主要是肝功能损伤,严重可引起粒细胞缺乏。疗程中除非有较严重反应,一般不宜中断,并定期去医院随访疗效。

2. 放射性^{131}I治疗:放射性^{131}I治疗甲状腺功能亢进症的目的是破坏甲状腺组织,减少甲状腺激素产生。^{131}I被甲状腺摄取后释放出β射线,破坏甲状腺组织细胞。β射线在组织内的射程仅为2毫米,不会累及毗邻组织,其治愈率达90%以上,对于抗甲状腺药物过敏,药物治疗或者手术治疗后复发,甲状腺功能亢进症合并心脏病、肝、肾等脏器功能损害,拒绝手术治疗或者有手术禁忌证的甲状腺功能亢进症老年人是最适合的治疗方式。甲状腺功能减退症是^{131}I治疗难以避免的结果,因此^{131}I治疗后要定期监测甲状腺功能,每4周一次,尽早发现甲状腺功能减退症,及时给予左旋甲状腺素钠替代治疗,这种替代是终身性服药。

3. 手术治疗:对于甲状腺功能亢进症合并较重心脏、肝、肾病的老年人,应谨慎采取手术治疗。但对于甲状腺肿大显著,有压迫症状的,或者患有中重度甲状腺功能亢进症、长期服药无效或停药复发的,或者不能坚持服药的老年人,可考虑手术治疗。

知识点五:甲状腺功能亢进症的主要照护措施

1. 一般照护

(1)休息与环境。甲状腺功能亢进症老年人因基础代谢亢进,活动耐力下降。评估老年人目前的活动、活动量和休息方式,与老年人共同制定日常活动计划。活动时以不感疲劳为度,适当增加休息时间,维持充足的睡眠,防止病情加重。保持甲状腺功能亢进症老年人房间环境安静,避免嘈杂,房间色调柔和,避免强光刺激。甲状腺功能亢进症老年人怕热多汗,对大量出汗的老年人,加强皮肤护理,应随时更换浸湿的衣服及床单,防止受凉。应为他们安排通风良好的环境,夏天使用空调,保持室温20摄氏度左右。

(2)饮食。应给予高能量、高蛋白、高维生素及矿物质丰富的食物,以纠正消耗,满足机体需要。主食应足量,增加奶类、蛋类、瘦肉类等优质蛋白以纠正体内的负氮平衡,多摄取新鲜蔬菜和水果。给予充足水分,每天宜饮水2000~3000毫升,但对并发心脏疾病者应避免大量饮水,以防血容量增加诱发水肿和心力衰竭。避免吃含碘丰富的食物,如海带、紫菜等。禁食刺激性食物及饮料,如酒、咖啡、浓茶等,以免引起老年患者精神兴奋。

2. 病情观察

(1) 一般观察：观察老年人的体温、脉搏、血压、呼吸、心率，以及体重变化、出汗状况、大便次数、有无腹泻或脱水症状。有异常及时报告医生。

(2) 特征观察：甲状腺肿大程度及基础代谢率情况。

(3) 出入量：观察并记录每日饮水量、进食量、尿量及液体出入量平衡情况。

3. 心理照护

甲状腺功能亢进症老年人常出现精神紧张、情绪激动、脾气急躁，受到不良刺激后此类不良情绪更为明显，甚至会出现幻觉、躁狂等精神症状。因此，应多关心、理解，与老年人交流时应态度和蔼，耐心细致地解释病情，讲解甲状腺功能亢进症的知识。引导老年人自己调整心理，避免感染、严重精神刺激、创伤等诱发因素。让老年人及家属了解其出现的性格、脾气变化是暂时的，经治疗是可以改善的。鼓励老年人表达内心的感受，积极参加社交活动。指导家属照护老年人，避免对老年人的各种不良刺激，帮助营造愉快的生活氛围，使其缓解焦虑情绪，保持开朗乐观心态，增强治愈疾病的信心。

4. 用药照护

指导老年人正确用药，不可自行减药或停药，并密切观察药物的不良反应，若老年人出现不良反应，应及时处理。如果出现粒细胞减少（低于 1.5×10^9/升）、药疹、发热、咽痛、中毒性肝炎、肝坏死、精神病、味觉丧失等，应该立即就医，按医嘱停药治疗。

5. 健康教育

(1) 疾病知识：向老年人及家属介绍甲状腺功能亢进症的病因、疾病表现、治疗措施等。若出现高热、恶心、呕吐、不明原因腹泻、突眼加重等，警惕甲状腺危象可能，应及时就诊。

(2) 生活指导：关心甲状腺功能亢进症老年人，给予精神支持，让其保持心情愉悦，避免刺激或过度疲劳。注意自我保护，避免挤压甲状腺，禁止用手挤压甲状腺；穿着上领口宽松衣物，不穿高领衣物。

(3) 突眼照护：休息采用高枕卧位，限制钠盐摄入。外出时最好佩戴墨镜或用眼罩以避免强光、风沙及灰尘的刺激，应注意保护角膜和结膜，防止干燥、外伤及感染。应定期到眼科进行角膜检查，防止角膜溃疡造成失明。可在医生指导下选用滴眼液，局部炎症患者可选用地塞米松或氢化可的松滴眼液，闭目不全的患者睡觉时可应用抗生素眼膏和纱布防治结膜炎、角膜炎，眼部干燥的患者可选择人工泪液等滋润眼部。

(4) 用药指导：指导老年人坚持遵医嘱，按剂量、按疗程服药，不可随意减量和停药。服用抗甲状腺药物的前 3 个月，每周查血象 1 次，每隔 1~2 个月做甲状腺功能测定，每天清晨卧床时自测脉搏，定期测量体重，脉搏减慢、体重增加是治疗有效的标志。

任务实施

任务一　为张奶奶撰写健康照护计划

表 4-2-1　张奶奶健康照护计划

健康问题和照护目标	照护措施
健康问题 1：营养失调 照护目标：张奶奶营养状况改善，体重至标准范围	1. 每周与营养师一同评估张奶奶的营养状况 1 次，包括体重测量、皮褶厚度测量、BMI 值计算等；根据张奶奶体重变化情况调整饮食计划。 2. 饮食照护： (1) 给予高能量、高蛋白、高维生素及矿物质丰富的食物，以补充消耗，满足高代谢需要；增

(续表)

健康问题和照护目标	照 护 措 施
	加奶类、蛋类、瘦肉类等优质蛋白,多摄取新鲜蔬菜和水果;避免食用含碘的食物,如海带、紫菜。 (2) 鼓励张奶奶多饮水,如无心衰等其他基础疾病,进水量在2 000~3 000毫升/天。 (3) 禁止张奶奶摄入刺激性食物及饮料,如浓茶、咖啡、生姜、葱蒜等。 3. 监测生命体征: (1) 观察并记录张奶奶的体温、脉搏、血压、呼吸、心率;出汗状况、大便次数、有无腹泻或脱水症状;每日饮水量、进食量、尿量及液体出入量平衡情况。一旦出现异常情况立即报告医生。 (2) 定期体检,监测甲状腺肿大及基础代谢率情况。
健康问题2:知识缺乏 照护目标:张奶奶掌握甲状腺功能亢进症知识并能进行自我照护	1. 给张奶奶讲解疾病相关知识,提高其对疾病的认识水平,教会张奶奶自我照护,如: (1) 上衣领宜宽松,避免压迫甲状腺。 (2) 严禁用手挤压甲状腺以免甲状腺激素分泌过多,加重病情。 (3) 鼓励张奶奶保持身心愉快,避免精神刺激或过度劳累。 2. 指导张奶奶坚持遵医嘱,按剂量、按疗程服药,不可随意减量和停药。 3. 指导张奶奶避免感染、严重精神刺激、创伤等诱发因素。指导家属照护,避免对其的各种不良刺激,帮助营造愉快的生活氛围,让其及家属了解其出现的性格、脾气变化是暂时的,经治疗可以改善。 4. 鼓励张奶奶表达内心的感受,积极参加社交活动。保持开朗乐观心态,增强治愈疾病的信心。
健康问题3:活动无耐力 照护目标:张奶奶逐渐增加活动量	1. 监测个体活动后的反应。测量静息和活动后的脉率、血压和呼吸频率。 2. 休息与活动:评估张奶奶目前的活动量、活动和休息的方式,与张奶奶共同制定日常活动计划和功能活动目标,循序渐进地增加活动,短时间内增加休息次数或给予个体更多的帮助来增加个体的活动耐力。指导张奶奶下床活动时以不感疲劳为度,适当增加休息时间。保证充足睡眠,防止病情加重。病情重、心力衰竭或合并严重感染者应卧床休息。 3. 环境:保持环境安静,避免嘈杂;环境通风良好,保持室温凉爽而恒定,减轻甲状腺功能亢进症患者怕热、多汗症状。 4. 生活护理:协助张奶奶完成日常的生活自理,如洗漱、进餐、如厕等,减少其活动度,增加休息时间,缓解疲乏。若张奶奶大量出汗,应随时为其更换浸湿的衣服及床单,防止受凉。

任务二 使用滴眼剂为张奶奶滴眼药水

表4-2-2 协助老年人使用滴眼剂操作流程

流程	技术操作要求	示范
工作准备	1. 介绍照护情境。 2. 物品准备:齐全,含用药单、照护记录本、眼药水(眼药膏)、棉签。 3. 环境准备:温、湿度适宜,光线明亮,空气清新。 4. 自身准备:着装干净整洁,仪容大方,洗净双手。 5. 老年人准备:老年人状态良好,可以配合操作。	图4-2-3 工作准备
沟通解释评估	1. 核对: (1) 问好、自我介绍、友好微笑、称呼恰当。 (2) 核对照护对象基本信息,用药单(核对姓名、床号、用药的时间、药物、使用方法、剂量、检查药品质量和有效期。确认是左、右眼,还是双眼)。	操作视频 沟通解释评估

(续表)

流程	技术操作要求	示范
	2. 介绍： （1）介绍操作内容、目的、时间、方法或关键步骤。 （2）介绍需要老年人注意和(或)配合的内容。	
	3. 询问： （1）老年人对照护过程是否存在疑问。 （2）所处的环境是否满意，体位是否舒适，有无其他需求，是否可以开始操作。	
	4. 评估： （1）全身情况（精神状态、饮食、二便、睡眠等）。 （2）局部情况（颈部活动度、眼部情况等）。 （3）特殊情况（呼吸功能等）。	
实施过程	1. 用药前： （1）观察给药侧眼睛分泌物情况，清洁眼部：取棉棒蘸温水分别擦干净老年人眼内外眦的分泌物（先擦健侧，再擦患侧），将污染棉棒放入医疗垃圾桶内。 （2）协助老年人取卧位或坐位，颈下垫软枕，使老年人头部后仰，鼻孔朝向天花板，嘱老年人头略往后仰，眼往上看。 （3）再次核对老年人的姓名、用药单、药物，摇匀滴眼剂，将滴眼剂瓶盖打开，盖口向上放在治疗盘内。	滴眼药水（操作视频）
	2. 用药方法：悬滴药液或涂眼膏（防止交叉感染，双眼都用药时，应先健侧眼，后患侧眼，或先病情轻侧、后病情重侧）。 （1）滴眼药水：照护人员左手（或用干棉签）向下轻轻拉下眼睑并固定，右手持眼药水瓶，摇匀，距眼约2~3厘米将1~2滴眼药水滴入结膜内。轻提上眼睑，使结膜囊内充盈药液。 （2）涂眼药膏：照护人员左手（或用干净棉签）向下轻轻拉下眼睑并固定，右手垂直向下挤下少许药膏呈细直线状，从外眼角方向顺眼裂水平挤在下眼结膜与眼球交界处即下穹窿，先使下睑恢复原位，再轻提上眼睑，使结膜囊内充盈药膏。	
	3. 用药后： （1）嘱老年人闭上眼睛，并用手轻压内眼角，轻轻转动眼球，用干净棉签为老年人拭去眼部外溢药剂，将棉签放于污物桶内。 （2）协助老年人取舒适卧位，询问观察老年人用药后的反应。 （3）用药后再次查对所服药物。	
	4. 老年人配合要点： （1）询问老年人感受。 （2）告知老年人滴眼药水后，闭上眼睛转动眼球2周，保持体位5分钟。	
	5. 针对本次操作，进行健康宣教： （1）健康教育建议不少于3条。 （2）要求通俗易懂，有针对性。	健康宣教（操作视频）

(续表)

流程	技术操作要求	示范
整理记录	1. 询问老人有无其他需求、是否满意（反馈）。 2. 整理各项物品。 3. 规范洗手。 4. 记录（不漏项），汇报异常情况。	图 4-2-4 整理记录

任务评价

登录复旦社云平台（www.fudanyun.cn），搜索"老年健康照护"，下载评价表格进行评价。

课后拓展

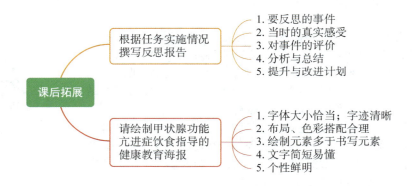

课后习题

扫码完成在线练习。

项目三 痛风老年人的健康照护

学习目标

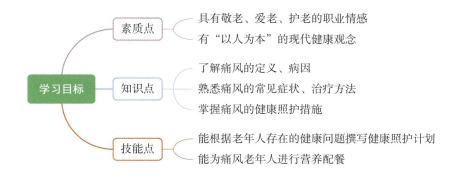

情境案例

基本信息：胡爷爷，71岁，身高175厘米，体重88千克。

疾病史：2年前无明显诱因右足第一跖趾关节红、肿、痛，自行服用止痛药，无症状后停药。后每半年反复发作，右足第一跖趾关节红、肿、痛，疼痛时口服秋水仙碱及非甾体类抗炎药，服用过别嘌醇。

目前情况：近半年发作频率加剧，右足第一跖趾关节持续肿痛，行走困难，服用过别嘌醇，血尿酸614微摩尔/升。

根据胡爷爷身体情况，请完成以下照护任务：

任务一　为胡爷爷撰写健康照护计划

任务二　为胡爷爷进行营养配餐

任务分析

知识点一：痛风的定义

痛风是由于嘌呤生物合成代谢增加，尿酸产生过多或因尿酸排泄不良而致血中尿酸升高，尿酸盐结晶沉积在关节滑膜、滑囊、软骨及其他组织中引起的反复发作性炎性疾病。其临床特点为高尿酸血症及尿酸盐结晶沉积所致的特征性痛风性关节炎、痛风石、间质性肾炎，严重者见关节畸形及功能障碍，常伴尿酸性尿路结石。可分为原发性痛风和继发性痛风，以原发性痛风多见，多见于体形肥胖的中老年男性和绝经期后妇女。高尿酸血症如果没有出现急性关节炎等症状时，不能称之为痛风，只有出现了相应症状，才能叫痛风。

知识点二：痛风的主要症状

多数患者在查体时已发现高尿酸血症，但无临床症状。从高尿酸血症到关节痛症状出现时间可长达数年至数十年,有的甚至可以持续终身而不出现症状。根据痛风发展,可分为无症状期、急性发作期、痛风石及慢性关节炎期、肾病变期,每期的症状有所不同。

1. 无症状期

这一阶段通常在痛风病程的早期,在一部分人中可以持续数年或数十年,然后才有痛风急性发作,甚至也有个别人可以终身不发生临床痛风。因此在这一时期,痛风患者常常无任何临床表现,患者多是在体检时无意中发现。

2. 急性发作期

通常在午夜或清晨发病。表现为突然发作的单个、偶尔双侧或多个关节红、肿、热、痛、功能障碍,可有关节腔积液,伴发热、白细胞增多等全身反应。发作时关节剧痛呈撕裂样、刀割样或咬噬样疼痛,数小时出现受累关节的红、肿、热和功能障碍。最易受累部位是第一跖趾关节,其后依次为趾、踝、膝、腕、指、肘等关节。初次发作常呈自限性,一般数天或2周自行缓解,受累关节局部皮肤偶可出现脱屑和瘙痒。急性发作时可伴高尿酸血症,部分患者发作时血尿酸水平正常。关节受伤、手术、饮酒、劳累、感染、寒冷、摄入高蛋白、高嘌呤食物等均为常见的发病诱因。

3. 痛风石及慢性关节炎期

痛风石是痛风的一种特征性损害,由尿酸盐沉积所致。常见于反复发作的关节周围,典型部位在耳廓,以及鹰嘴、跟腱、髌骨滑囊等处,呈黄白色大小不一的隆起,小如芝麻,大如鸡蛋。大量沉积的痛风石会造成关节骨质破坏、关节周围组织纤维化、继发退行性改变等一系列慢性关节炎症状。

4. 肾病变期

(1) 痛风性肾病:起病隐匿,表现为尿浓缩功能下降,出现夜尿增多、白细胞尿、低比重尿等。后期可发生高血压、水肿、氮质血症、肌酐升高等肾功能不全表现;少数老年人表现为急性肾损伤,出现少尿或无尿,尿中可见大量尿酸晶体。

(2) 尿酸性肾石病:10%~25%的痛风老年人有尿酸性尿路结石,呈泥沙样,常无症状,较大者引起肾绞痛、血尿等。

知识点三:痛风的主要病因

原发性痛风属遗传性疾病,由先天性代谢异常所致,大多数有阳性家族史,属多基因遗传缺陷,但其确切原因尚不明确。继发性痛风可由血液病、肾病、药物及高嘌呤食物等多种原因引起。总之,引起痛风最主要的原因是高尿酸血症的形成。

尿酸是嘌呤代谢的最终产物,主要由细胞代谢分解的核酸和其他嘌呤类化合物以及食物中的嘌呤经酶的作用分解而来。人体尿酸的80%来源于内源性嘌呤代谢,20%来源于富含嘌呤或核酸蛋白食物。故导致高尿酸血症的原因主要为:

(1) 尿酸生成过多。在嘌呤代谢过程中各环节都有酶的参与调控,当嘌呤核苷酸代谢酶缺陷、功能异常时,可引起嘌呤合成增加而导致尿酸水平升高。

(2) 肾对尿酸排泄减少。包括肾小球尿酸滤过减少,肾小管对尿酸的分泌下降、重吸收增加,以及尿酸盐结晶在泌尿系统沉积。80%~90%的原发性痛风病人有尿酸排泄障碍,以肾小管尿酸的分泌减少最为重要,而尿酸生成大多正常。

有5%~15%高尿酸血症者发展为痛风。当血尿酸浓度过高或在酸性环境下尿酸可析出结晶,沉积在骨关节、肾脏和皮下组织等,造成组织病理学改变,导致痛风性关节炎、痛风肾和痛风石等。急性关节炎是由于尿酸盐结晶沉积引起的急性炎症反应。长期尿酸盐结晶沉积形成的异物结节即痛风石。痛风性肾病是痛风特征性病理变化之一。

知识点四：痛风的治疗方法

目前尚无根治原发痛风的方法，原发性高尿酸血症和痛风的防治目的有：控制高尿酸血症，预防尿酸盐沉积；迅速控制急性关节炎发作，防止复发；防止尿酸结石形成和肾功能损害。

1. 一般治疗

调节饮食，控制总热量摄入；限制嘌呤食物，严禁饮酒；适当运动，减轻胰岛素抵抗，防止超重和肥胖；多饮水，每天至少饮水 2 000 毫升，增加尿酸的排泄；避免使用抑制尿酸排泄的药物，如噻嗪类利尿剂；避免各种诱发因素并积极治疗相关疾病。

2. 无症状性高尿酸血症期的治疗

积极寻找病因和相关因素，如利尿剂的应用、体重增加、饮酒、高血压、血脂异常等。

3. 急性痛风性关节炎期的治疗

（1）非甾体类抗炎药：各种非甾体抗炎药（NSAIDs）均可有效缓解急性痛风症状，为急性痛风性关节炎的一线用药。常用药物有双氯芬酸、吲哚美辛、布洛芬、美洛昔康等。

（2）秋水仙碱：治疗痛风急性发作的传统药物，因其可能有骨髓抑制、肾衰竭等严重药物毒性，现已少用。

（3）糖皮质激素：治疗急性痛风有明显的疗效，通常用于不能耐受 NSAIDs 或秋水仙碱或肾功能不全者。停药后容易出现症状"反跳"。6～12 小时症状减轻，24～48 小时内 90% 的患病老年人症状缓解。

4. 发作间歇期和慢性期处理

（1）常用促进尿酸排泄药有丙磺舒、磺吡酮、苯溴马隆。作用机制是抑制近端肾小管对尿酸盐的重吸收，从而增加尿酸的排泄，降低尿酸水平。适用于肾功能良好者，已有尿酸盐结石形成或每天尿酸排出量＞3.57 毫摩尔/升（600 毫克）时不宜使用。用药期间要多饮水，并每天服碳酸氢钠 3～6 克碱化尿液，使尿酸不易在尿中积聚形成结晶。

（2）抑制尿酸合成药：目前只有别嘌醇，通过抑制黄嘌呤氧化酶，使尿酸生成减少。适于尿酸生成过多或不适于排尿酸药者。保护肾功能，关节理疗，较大痛风石或经皮溃破者可手术剔除。

知识点五：痛风老年人的主要照护措施

1. 一般照护

（1）休息与环境。发热期应让老人卧床休息，为老人提供温、湿度适宜，安静舒适的环境，保持室内空气新鲜。

（2）饮食照护。控制总热量，每天进食总热量应限制在 1 200～1 500 千卡；蛋白质控制在 1 克/（千克·天）；避免进食高嘌呤食物，如鱼虾类、动物内脏、肉类、蛤蟹、菠菜、蘑菇、黄豆、豌豆、扁豆、浓茶等；饮食宜清淡、易消化，忌辛辣和刺激性食物，严禁饮酒，嘱老年人多饮水；多进食碱性食物，如马铃薯、牛奶、鸡蛋、各类蔬菜、柑橘类水果，使尿液 pH 值在 7.0 或以上，减少尿酸盐结晶的沉积。

2. 症状观察

观察疼痛的部位、性质、间隔时间，有无午夜因剧痛而惊醒等；受累关节有无红、肿、热、痛和功能障碍；有无过度疲劳、寒冷、潮湿、紧张、饮酒、饱餐、脚扭伤等诱发因素；有无痛风石的体征，了解结石部位及有无症状；观察体温变化，有无发热等；监测尿酸变化。

3. 对症护理

（1）减轻疼痛：手、腕或肘关节受累时，可用夹板固定制动，也可遵医嘱在受累关节给予温水浴或

25%硫酸镁湿敷,消除关节的肿胀和疼痛。

(2) 皮肤护理:痛风石严重时,可能导致局部皮肤溃疡发生,故要注意维持患部清洁,避免摩擦、损伤,防止溃疡发生。

4. 用药护理

指导患者正确用药、观察药物疗效、及时处理不良反应。

(1) 秋水仙碱:一般口服,但常有胃肠道反应。若患者一开始口服即出现恶心、呕吐、水样腹泻等严重胃肠道反应,可采取静脉用药。但静脉用药可产生严重的不良反应,如肝损害、骨髓抑制、弥散性血管内凝血(DIC)、脱发、肾衰竭、癫痫样发作甚至死亡,应用时需慎重,必须严密观察,一旦出现不良反应,应及时停药。有骨髓抑制、肝肾功能不全、白细胞减少者禁用,孕妇及哺乳期间不可使用;治疗无效者,不可再重复用药。此外,静脉使用秋水仙碱时,切勿外漏,以免造成组织坏死。

(2) 排尿酸药物:丙磺舒、磺吡酮环、苯溴马隆等可有皮疹、发热、胃肠道反应等不良反应。使用期间,告知老年人多饮水、口服碳酸氢钠等碱性药。

(3) 非甾体类抗炎药(NSAIDs):注意观察有无活动性消化性溃疡或消化道出血发生。

(4) 别嘌醇:除有皮疹、发热、胃肠道反应外,还有肝损害、骨髓抑制等不良反应;肾功能不全者,宜减半量应用。

(5) 糖皮质激素:除观察其疗效外,应密切注意有无症状的"反跳"现象;若同时口服秋水仙碱可防止症状"反跳"。

(五) 心理护理

老年人由于疼痛影响进食和睡眠,疾病反复发作导致关节畸形和肾功能损害,思想负担重,常表现出情绪低落、忧虑、孤独,应及时与患者沟通,向其讲解痛风的有关知识、饮食与疾病的关系,给予精神上的安慰和鼓励;讲述治疗成功病例,帮助患者勇敢面对生活,增强治愈信心,鼓励家属给予患者情感支持,指导患者在帮助下,从事力所能及的活动或工作。

(六) 健康教育

1. 知识指导

向老年人和家属讲解高尿酸血症和痛风是终身性疾病,通过积极有效治疗,老年人可正常生活和工作。协助老年人保持心情愉快,避免情绪紧张;肥胖者应减轻体重;生活要有规律;防止受凉、劳累、外伤、感染等诱发因素。指导老年人严格控制饮食,避免进食高蛋白和高嘌呤的食物,禁饮酒,每天饮水 2 000 毫升以上,尤其是在服用排尿酸药期间更应多饮水,有助于尿酸随尿液排出。

2. 保护关节指导

指导痛风老年人在日常生活中应做到:

(1) 尽量使用大肌群,如能用肩部负重者不用手提,能用手臂者就不要用手指。

(2) 避免长时间持续进行重体力劳动。

(3) 经常改变姿势,保持受累关节舒适。

(4) 当关节出现局部温热和肿胀,应避免此关节活动。

(5) 若运动后关节疼痛超过 1～2 小时,应暂时停止此项运动。

3. 症状监测与指导

告知老年人平时用手触摸耳廓及手足关节处,检查是否产生痛风石;定期复查血尿酸,跟踪随访。

任务实施

任务一　为胡爷爷撰写照护计划

表 4-3-1　胡爷爷健康照护计划

健康问题和照护目标	照 护 措 施
健康问题1：疼痛 照护目标：胡爷爷疼痛感觉缓解或消失	1. 观察疼痛部位性质有无夜间及清晨加重现象。 2. 卧床休息为主，布置良好的休息环境（空气清新，安静，温、湿度适宜，室温18～20摄氏度，湿度50%～60%）。 3. 避免剧烈活动，注意保暖，防止受凉。 4. 遵医嘱给予特效药物治疗，避免影响疗效的药物；必要时给予夹板固定制动，遵医嘱给予冰敷或25%硫酸镁湿敷，消除关节的肿胀和疼痛。
健康问题2：舒适度的改变（行走不便） 照护目标：胡爷爷痛风发作次数减少，能正常行走	1. 告知胡爷爷平时用手触摸耳廓及手足关节处，检查是否产生痛风石；定期复查血尿酸，跟踪随访。 2. 关节疼痛严重时，遵医嘱给予抗炎镇痛药物缓解疼痛；卧床时可安放支架支托盖被，减少患部受压。 3. 指导胡爷爷尽量使用大肌群，做好关节的保护减少损伤。 4. 痛风发作时可以听音乐、看书转移注意力，保持情绪平静以此提高自身的舒适。
健康问题3：知识缺乏 照护目标：胡爷爷能知晓痛风的相关疾病知识	1. 给予胡爷爷心理疏导，缓解老人情绪，避免情绪紧张。 2. 向胡爷爷及家属讲解高尿酸血症和痛风是终身性疾病，积极有效治疗老年人可正常生活和工作。 3. 告知胡爷爷应控制体重，保持规律生活；防止受凉、劳累、外伤、感染等诱发因素。 4. 指导胡爷爷严格控制饮食，避免进食高蛋白和高嘌呤的食物，禁饮酒，每天饮水2 000毫升以上，尤其是在服用排尿酸药期间更应多饮水，有助于尿酸随尿液排出。

任务二　为胡爷爷进行营养配餐

表 4-3-2　老年人营养配餐操作流程

流程	技术操作要求	示范
工作准备	1. 介绍照护情境。 2. 物品准备：速干手消毒液、食物、餐具（碗、筷、汤匙）、围裙、毛巾或纸巾、移动餐桌、漱口杯、吸管、温开水（38～40摄氏度）、记录卡。 3. 环境准备：温、湿度适宜，光线明亮，空气清新。 4. 老年人准备：老年人状态良好，可以配合操作。 5. 个人准备：着装整齐，戴口罩，符合老年护理保健人员岗位要求。	图 4-3-1　工作准备
沟通解释评估	1. 核对： （1）问好、自我介绍、友好微笑、称呼恰当。 （2）核对照护对象基本信息。 2. 介绍： （1）介绍操作内容、目的、时间、方法或关键步骤。 （2）介绍需要老年人注意和（或）配合的内容。	沟通解释评估

（续表）

流程	技术操作要求	示范
	3. 询问： （1）老年人对照护过程是否存在疑问。 （2）所处的环境是否满意，体位是否舒适，有无其他需求，是否可以开始操作。	
	4. 评估： （1）全身情况（评估老年人的性别、年龄、体重、病情）。 （2）局部情况（评估老年人身体活动能力、生活居住地、意识状态、合作程度）。 （3）特殊情况（评估老年人的饮食习惯，评估老年人有无口腔疾患、食管疾患，有无呕吐、吞咽障碍）。	
实施过程	1. 营养配餐： （1）低嘌呤饮食，避免吃高嘌呤的食物，如动物内脏、海产品、含糖饮料。 （2）避免饮用含酒精的饮品，加重肾脏功能负担。 （3）严格控制总热量，限制在 5 020～6 276 千焦/天。 （4）避免高蛋白饮食，蛋白质总量控制在 1 克/（千克·天）。 （5）指导老年人进食碱性食物，如牛奶，鸡蛋，各类蔬菜。 （6）鼓励多饮水，每天达到 2 000 毫升。 （7）饮食清淡，易消化，忌辛辣和刺激性食物。 2. 食物种类选择： 谷类；蔬菜类；动物食品及奶类；豆类及制品；纯能量食品：油，糖等。 3. 食物搭配： （1）粗细搭配，易于消化，餐次合理，符合就餐者生理特点。 （2）红、绿、黄、白、黑齐全，搭配合理。 （3）口味搭配适宜。 （4）各类食品数量符合就餐者营养需求。 4. 烹调方法： （1）三餐不重复（食谱名称及菜肴配方）。 （2）烹饪方法符合营养、卫生要求。 5. 针对本次操作，进行健康宣教： （1）健康教育建议不少于 3 条。 （2）要求通俗易懂，有针对性。	营养配餐 健康宣教
整理记录	1. 询问老年人有无其他需求、是否满意（反馈）。 2. 整理各项物品。 3. 规范洗手。 4. 记录（不漏项），汇报异常情况。	图 4-3-2 整理记录

任务评价

登录复旦社云平台（www.fudanyun.cn），搜索"老年健康照护"，下载评价表格进行评价。

课后拓展

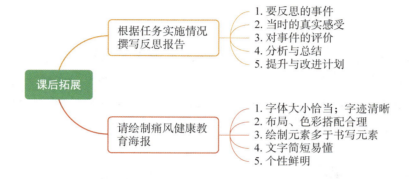

课后习题

扫码完成在线练习。

模块五

运动系统常见疾病的健康照护

模块导读

运动系统由骨、骨连结和骨骼肌组成,主要功能是运动、支持、维持姿势和保护脏器。骨以不同形式连结在一起,构成骨骼,形成了人体的基本形态,并为肌肉提供附着。在神经支配下,肌肉收缩,牵拉其所附着的骨,以可动的骨连结为枢纽,产生杠杆运动。从运动角度看,骨是被动部分,骨骼肌是动力部分,关节是运动的枢纽。见图5-0-1。

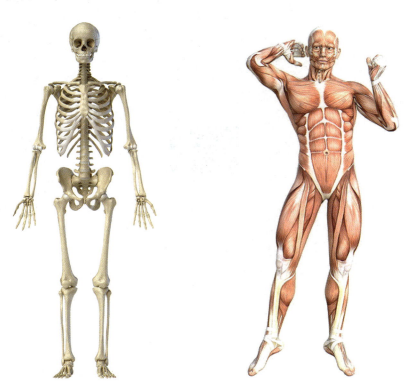

图5-0-1 运动系统示意图

运动系统疾病是指病变累及骨、关节及其周围软组织,包括肌肉、肌腱、滑膜、韧带、神经等的一系列疾病。其主要临床表现是关节疼痛、肿胀、活动功能障碍,病程进展缓慢,发作与缓解交替出现。运动系统疾病可表现为局部疾病,也可表现为全身性疾病。局部疾病如外伤、骨折、脱位、畸形等;全身性疾病如类风湿性关节炎,可发生于手、腕、膝与髋等部位,骨关节结核常发生于脊柱、髋关节等部位。

对于运动系统疾病的诊断,主要根据详细病史和全面的骨科检查。若骨骼有病变或创伤,X线检查是一个重要手段,一般拍正位和侧位片,必要时可采用斜位,特殊情况下采用特殊投照方法。绝大多数病人经X线检查就能明确诊断。关节内有软骨损伤者,还须做关节造影,如膝关节造影。对腰腿痛、怀疑腰椎间盘突出症者,有时须做脊髓造影、CT、MRI 等检查。骨肿瘤的鉴别诊断有时还借助于血管造影。CT 尤其适于脊柱和骨盆检查,对各种组织具有高分辨能力,能看到肌肉及大血管的横断面。放射性核素 Tc 扫描可以发现早期骨转移瘤。

近年来,由于人口老龄化和环境变化等原因,运动系统疾病的患病率呈逐年上升趋势。人进入老年期后,由于免疫功能下降、内分泌功能的变化、活动减少、消化道对维生素 D 的吸收减少以及神经系统对运动的支配协调能力下降,使老年人运动系统出现不同程度的退行性变化,可出现关节僵硬、疼痛、肌肉痉挛、肢体活动受限及骨折的发生,严重影响老年人的生活质量。本模块主要介绍骨质疏松症、骨关节炎以及类风湿性关节炎三种运动系统疾病的健康照护。见图 5-0-2。

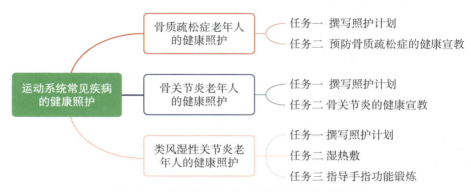

图 5-0-2 运动系统常见疾病的健康照护学习思维导图

项目一 骨质疏松症老年人的健康照护

学习目标

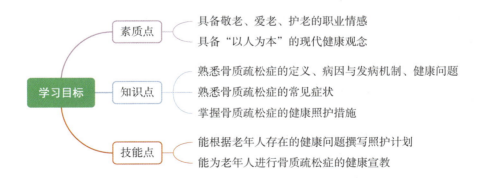

情境案例

基本信息:刘爷爷,79 岁,身高 175 厘米,体重 70 千克,入住某医养结合机构 301 房 2 床。

疾病史:无明确诊断,但经常诉腰背疼痛,测量身高较年轻降低 5 厘米。

目前情况:3 天前活动时扭伤腰部,疼痛难忍,无法行走,照护员协助刘爷爷卧床休息,并遵医嘱给刘爷爷服用镇痛药,其疼痛未缓解,腰背部疼痛愈加明显,遂到医院检查骨密度及腰部 X 线。骨密度示严重骨质疏松症,X 线示腰椎压缩性骨折。在医院行介入治疗后,现病情稳定,转入机构,出院医嘱口服骨化三醇等药。

根据刘爷爷的身体情况,请完成以下照护任务:

任务一　为刘爷爷制定健康照护计划

任务二　为刘爷爷进行预防骨质疏松症的健康宣教

任务分析

知识点一:骨质疏松症的定义

骨质疏松症是一种以骨量减少和骨组织微结构破坏为特征,导致骨骼的强度降低、骨质脆性增加和易发生骨折的一种疾病。骨质疏松症分为原发性和继发性两类,原发性骨质疏松症包括绝经后骨质疏松症、老年骨质疏松症,占发病总人数的85%～90%。女性的发病率高于男性,约为男性的3倍,患病率随年龄的增加而增高。继发性骨质疏松症是由甲状腺功能亢进症、库欣综合征等疾病所致,或长期大剂量使用糖皮质激素所致,占发病总人数的10%～15%。

老年骨质疏松症属于原发性骨质疏松症Ⅱ型,是机体衰老在骨骼方面的一种特殊表现,也是使骨质脆性增加导致骨折危险性增大的一种常见病。骨质疏松症极易引发股骨颈骨折、脊椎骨折,是引起老年人卧床和致残的主要疾病。

知识点二:老年人骨质疏松症的病因

老年人随着年龄增加,骨代谢中骨重建处于负平衡状态。这是因为一方面破骨细胞的吸收增加,另一方面成骨细胞的功能衰减。老年骨质疏松症的发生还与多种因素有关。

1. 遗传因素

多种基因,如维生素D受体、雌激素受体、β-肾上腺素能受体的基因的表达水平和基因多态性可影响骨代谢。此外,基质胶原和其他结构成分的遗传差异与骨质疏松性骨折的发生有关。

2. 性激素

性激素分泌减少是导致骨质疏松症的重要原因之一。性激素在骨生成和维持骨量方面起着重要的作用,进入老年期后性激素功能减退,激素水平下降,骨的形成减慢,吸收加快,导致骨量下降。

3. 营养成分

钙是骨矿物中最主要的成分,维生素D可促进骨细胞的活性,磷、蛋白质及微量元素可维持钙、磷比例,有利于钙的吸收。维生素D的缺乏可使骨的形成减少。

4. 甲状旁腺素和细胞因子

甲状旁腺素作用于破骨细胞,通过其分泌的细胞因子促进破骨细胞分解骨组织。随着年龄的增加,细胞因子逐年增高,骨细胞的护骨素表达能力下降导致骨质丢失加速。

5. 生活方式

不良的生活方式是导致老年人骨质疏松症的另一重要原因。体力活动是刺激骨形成的基本方式,老年人运动量减少,骨质缺乏活动刺激,导致骨质脱钙。故活动过少及长期卧床的老年人易发生骨质疏松。吸烟、饮酒、低蛋白饮食、高盐饮食、大量饮用咖啡和浓茶、光照减少等均影响骨的形成,造成骨质疏松。

6. 其他

长期使用糖皮质激素、肝素、甲状腺素等,可影响钙的吸收,尿钙排泄增加,骨量减少,导致骨质疏松症。

知识点三：骨质疏松症的常见症状

1. 骨痛和肌无力

这是老年人骨质疏松症出现较早的症状，表现为腰背疼痛或全身骨痛，疼痛为弥漫性，无固定部位，于劳累或活动后加重，负重能力下降或不能负重。

2. 身长缩短

骨质疏松症非常严重时，椎体骨密度减少可导致脊椎椎体压缩变形，每个椎体缩短2毫米，身长平均缩短3～6厘米，严重者伴驼背。

3. 骨折

骨折是导致老年骨质疏松症病人活动受限、寿命缩短的最常见和最严重的并发症。常因轻微活动或创伤，如打喷嚏、负重、弯腰、挤压或摔倒等诱发。易发部位在老年前期以桡骨远端多见；老年后期以腰椎和股骨上端多见。脊柱压缩性骨折可导致胸畸形，使肺活量及肺最大换气量下降，心血管功能障碍，引起胸闷、气短、呼吸困难、发绀等表现。

知识点四：骨质疏松症的治疗方法

老年人骨质疏松症的防治措施主要包括一般治疗、药物治疗、康复治疗，可以达到良好的效果。

1. 一般治疗

（1）加强营养

摄入富含钙、低盐和适量蛋白质的均衡膳食。推荐每日蛋白质摄入量为0.8～1.0克/千克体重，并每天摄入300毫升牛奶或相当量的奶制品。

（2）适量运动

减少久坐，应进行包括有氧运动、抗阻运动和平衡训练活动在内的多元身体活动。每周进行3～5天中等强度运动。

2. 药物治疗

（1）钙剂

碳酸钙：含钙量高，吸收率高，易溶于胃酸，常见不良反应为上腹不适和便秘等。

枸橼酸钙：含钙量较低，但水溶性较好，胃肠道不良反应小，有可能减少肾结石的发生，适用于胃酸缺乏和有肾结石风险者。

（2）维生素D

充足的维生素D可增加钙的肠道吸收、保持肌力、改善平衡能力和降低跌倒风险，维生素D不足可导致继发性甲状旁腺功能亢进，增加骨吸收，从而引起或加重骨质疏松症。同时，补充钙剂和维生素D可降低骨质疏松性骨折风险。

（3）抑制破骨细胞的药物

阿仑膦酸钠：增加骨质疏松症患者骨密度，降低骨折的风险。胃及十二指肠溃疡、反流性食管炎者慎用。

唑来膦酸：增加骨质疏松症患者骨密度，降低骨折的风险。低钙血症者慎用，严重维生素D缺乏者需注意补充充足的维生素D。

（4）抑制骨吸收的药物

降钙素：能抑制破骨细胞的生物活性、减少破骨细胞数量，减少骨量丢失并增加骨量，从而缓解骨痛。

依降钙素：增加骨质疏松症患者腰椎和骶部骨密度，降低椎体骨折的风险。

鲑降钙素：显著降低高周转性骨病的骨钙丢失，对停经后骨质疏松症的躯干骨作用比四肢骨更显著，对高周转性骨病比低周转性骨病更显著；能抑制破骨细胞活性，同时刺激成骨细胞形成和活性。

3. 手术治疗

老年人骨质疏松症手术治疗有核心减压、带血管骨移植术、血管植入术、骨支架术等，但手术治疗痛苦大、费用高、恢复期长、局限性广，对于骨质疏松症早期治疗效果不是很好。

4. 中医治疗

根据中医药"肾主骨，脾主肌肉"及"气血不通则痛"的理论，治疗骨质疏松症以补肾益精、健脾益气、活血化瘀为基本治法。中药治疗骨质疏松症多以改善症状为主，药物有效成分较明确的中成药主要包括骨碎补总黄酮、淫羊藿苷、人工虎骨粉等。

5. 其他

（1）积极治疗引起骨质疏松症的内科疾病。

（2）50岁以上的人慎用糖皮质激素、肝素等以免导致骨质疏松症。

（3）少吸烟、少饮酒。

（4）尽量减少卧床，适量运动，尤其是多参加户外活动。

知识点五：骨质疏松症的主要照护措施

1. 一般照护

（1）环境：室内应阳光充足，空气清新。地面应清洁干净、防滑，通道无障碍物，卫生间、过往通道等应安置扶手。

（2）饮食：鼓励老人多摄入含钙丰富的食物，如牛奶、乳制品、大豆及其制品、海带、虾米等；含维生素D丰富的食品，如禽、蛋、肝、鱼肝油等。老年人一般每天摄入钙应不少于850毫克，如已经发生骨质疏松症，则每日摄入钙应不少于1 000～2 000毫克。少喝浓茶、咖啡和碳酸饮料。

（3）运动：根据老年人的身体状况，制定个性化的活动计划。能运动的老年人，每天进行适当的体育活动，可增加骨量，保持骨密度，降低骨丢失。对因疼痛致活动受限的老年人，可指导其维持关节的功能，每天进行关节的活动训练，保持肌肉的张力。

2. 减轻或缓解疼痛

腰背部肌肉紧张及椎体压缩性骨折导致的疼痛，可通过卧床休息、洗热水浴、按摩等，使肌肉放松，减轻疼痛。仰卧时头不可过高，可在腰下垫一软枕，必要时可使用辅助支架、紧身衣等限制脊柱的活动。对疼痛严重者，可遵医嘱使用镇痛药、肌肉松弛药等药物。

3. 用药护理

（1）钙制剂，如碳酸钙、葡萄糖酸钙等。注意不可与绿叶蔬菜一起服用，防止因钙螯合物形成降低钙的吸收。使用过程中要增加饮水量，通过增加尿量减少泌尿系统结石的形成，并防止便秘。

（2）钙调节剂，包括降钙素、维生素D、雄激素和雌激素。

① 降钙素：如鲑鱼降钙素鼻喷剂、依降钙素等，使用时监测老年人有无面部潮红、恶心、腹泻和尿频等不良反应，若出现耳鸣、眩晕、哮喘等表现应停用，如大剂量短期使用应注意有无继发性甲状腺功能低下的表现。

② 维生素D：在服用中须监测血清钙和肌酐的变化。大量久服，可引起高血钙、食欲不振、呕吐、腹泻，甚至软组织骨化。

③ 雄激素：常用药物有甲睾酮片、十一酸睾酮丸，用于男性老年人骨质疏松症的治疗。雄激素对肝有损害，加快脱发，增加油脂分泌，可能引起睡眠障碍，在治疗过程中要定期监测体重、肝功能、皮肤、毛发、

睡眠情况等。

④ 雌激素:常用药物有雌二醇、雌三醇等,用于女性老年人骨质疏松症的治疗,应详细了解家族中有关肿瘤、心血管方面的病史,定期做乳房检查,严密监测子宫内膜的变化,注意阴道出血情况,防止肿瘤及心血管疾病的发生。

(3) 二膦酸盐,即唑来膦酸和阿仑膦酸钠等。二膦酸盐可引起皮疹或暂时性的低钙血症,故患者应晨起空腹用清水 200~300 毫升送服,服药后保持坐位或半坐卧位至少半小时,且不能进食或喝饮料,以减轻对食管的刺激。静脉注射时要预防血栓性疾病的发生,同时监测血钙、磷和骨吸收生化标志物。

4. 并发症照护

尽量避免弯腰、负重等行为。行动不便的老年人可以使用助行器,防止发生跌倒。长期卧床的老年人应加强皮肤护理,预防压疮的发生。

5. 心理照护

了解老年人的心理,鼓励其表达内心的感受。明确影响老年人情绪的原因,给予及时的疏导,缓解其心理压力。强调老年人的优势,增强其自信心。

任务实施

任务一　为刘爷爷制定健康照护计划

表 5-1-1　刘爷爷健康照护计划

健康问题和照护目标	照 护 措 施
健康问题 1:疼痛 照护目标:缓解疼痛	1. 评估刘爷爷的疼痛程度。 2. 根据疼痛的性质和程度,采用药物和(或)非药物措施缓解疼痛。 (1) 沟通解释疼痛的原因及诱发因素。 (2) 提供安静,温、湿度适宜的环境。 (3) 协助取舒适体位,纠正因慢性疼痛导致的不良姿势。 (4) 运用心理疏导、放松、倾听及转移注意力的方法缓解疼痛。 (5) 遵医嘱给药,观察药物疗效及不良反应。 3. 根据疼痛部位及程度给予生活照护。 4. 密切观察刘爷爷的心理情绪。
健康问题 2:知识缺乏 照护目标:刘爷爷知晓老年人骨质疏松症的表现及用药知识	1. 向刘爷爷及家属讲解老年人骨质疏松症的主要症状及预防措施。 2. 告知刘爷爷营养支持的重要性,协助其摄入均衡营养,尤其是含钙高的食物。平时照护员可指导或带领刘爷爷到户外进行日光浴。 3. 向刘爷爷及其家属讲解坚持服药的重要性,并告知服药后的观察要点,鼓励刘爷爷进行自我照护,提高刘爷爷的自信心。
健康问题 3:再次骨折的风险 照护目标:不发生跌倒	1. 增强刘爷爷防跌倒意识,加强其防跌倒知识和技能学习。 2. 指导刘爷爷坚持参加规律的体育锻炼。 3. 指导刘爷爷合理用药:遵医嘱正确服药,不要随意停药、减药、加药。 4. 必要时为刘爷爷选择适宜的辅具或指导其穿戴身衣限制腰椎活动。 5. 防止骨质流失:指导刘爷爷进行适当的体育运动,遵医嘱规律服药。 6. 加强自我防护:指导刘爷爷避免到人多且杂的环境内,运动时尽量避免剧烈活动,防止再次骨折。

任务二　为刘爷爷进行预防骨质疏松症的健康宣教

表 5-1-2　预防骨质疏松症的健康宣教操作流程

流程	技术操作要求	示范
工作准备	1. 介绍照护情境。 2. 物品准备：齐全，含水银体温计、带秒针的表、小毛巾或纸巾。 3. 环境准备：温、湿度适宜，光线明亮，空气清新。 4. 老年人准备：老年人状态良好，可以配合操作。 5. 个人准备：着装规范，规范洗手，并使用手消毒液消毒。	图 5-1-1　工作准备
沟通解释评估	1. 核对 （1）问好、自我介绍、友好微笑、称呼恰当。 （2）核对照护对象基本信息。 2. 介绍 （1）介绍操作内容、目的、时间、方法或关键步骤。 （2）介绍需要老年人注意和(或)配合的内容。 3. 询问 （1）老年人对照护过程是否存在疑问。 （2）所处的环境是否满意，体位是否舒适，有无其他需求，是否可以开始操作。 4. 评估 （1）全身情况（精神状态、饮食、二便、睡眠等）。 （2）局部情况（肢体活动度、测量部位皮肤情况等）。 （3）特殊情况（老年人出现哪些骨质疏松症的表现，有无骨折情况的发生，是否有不健康的生活方式，老人的身高情况，是否出现驼背等）。	沟通解释评估
实施过程	1. 知识讲解：提供有关书籍、图片和影像资料，讲解骨质疏松症发生的原因、常见症状、治疗方法。 2. 运动指导：指导老年人每日适当运动和进行户外日光照晒。在活动中防止跌倒，避免过度用力。 3. 饮食指导：提供每天的饮食计划单，合理搭配各种营养素，指导老年人多摄入含钙及维生素 D 丰富的食物。 4. 用药指导：指导老年人在饭前 1 小时及睡前服用可咀嚼的片状钙剂，钙剂应与维生素 D 同时服用。教会其观察各种药物的不良反应，明确各种不同药物的使用方法及疗程。 5. 康复训练：尽早实施，在急性期应平卧、低枕，背部尽量伸直，坚持睡硬板床；坐位或立位时应伸直腰背，收缩腰肌和臀肌，增加腹压。慢性期应对骨质疏松症好发部位的相关肌群进行运动训练，如仰卧位抬腿动作做腹肌训练，采用小飞燕或大飞燕卧位进行腰背肌训练等。每日进行有氧运动，增强体质，通过翻身、起坐、单腿跪位等动作训练维持和增加老年人的平衡功能水平。	健康宣教
整理记录	1. 询问老年人有无其他需求，是否满意（反馈）。 2. 整理各项物品。 3. 规范洗手。 4. 记录（不漏项），汇报异常情况。	图 5-1-2　整理记录

任务评价

登录复旦社云平台（www.fudanyun.cn），搜索"老年健康照护"，下载评价表格进行评价。

课后拓展

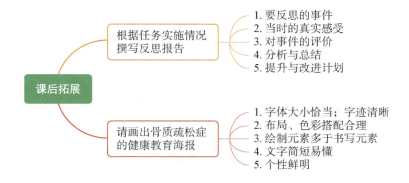

课后习题

扫码完成在线练习。

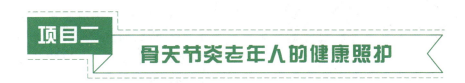

项目二　骨关节炎老年人的健康照护

学习目标

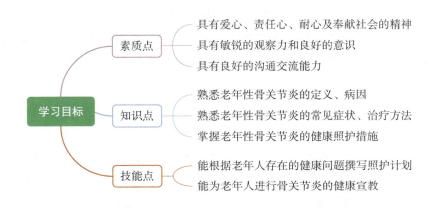

情境案例

基本信息：冯奶奶，70岁，小学文化程度，喜欢种花。与老伴一起居住，日常生活由老伴和照护员照顾。女儿住在外地。

疾病史：高血压病15年，膝关节骨关节炎病史10年。

目前情况：在他人协助下可借助拐杖缓慢行走，进食、如厕也需他人协助。她焦虑不安，希望经康复训练尽快恢复行走。

根据冯奶奶的身体情况，请完成以下照护任务：

任务一　为冯奶奶撰写健康照护计划

任务二　为冯奶奶进行骨关节炎的健康宣教

任务分析

知识点一：骨关节炎的定义

骨关节炎又称骨关节病、退行性骨关节病、增生性关节炎、老年性关节炎等，是由于关节软骨发生退行性改变，引起关节软骨完整性破坏以及关节边缘软骨下骨板病变，继而导致关节症状和体征的一组慢性退行性关节疾病。骨关节炎的病理改变为透明软骨软化退变、糜烂，然后骨端暴露，并继发滑膜、关节囊、肌肉的变化。此病好发于负重关节和多动关节，如髋关节、膝关节、颈椎、腰椎及指间关节等部位。一般高龄男性膝关节和髋关节受累多于女性，女性手腕、掌指关节受累多。随着人口老龄化程度加重及肥胖的患病率增加，本病的发病率不断升高。以膝关节为例，关节软骨损伤见图5-2-1。

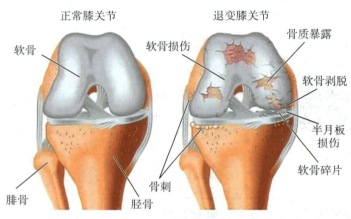

图5-2-1　关节软骨损伤

知识点二：骨关节炎的病因

骨关节炎的发病危险因素包括年龄、性别、肥胖、遗传、关节结构异常、创伤、长期从事反复使用某些关节的职业或参与剧烈的文体活动、吸烟、其他相关疾病等。其中年龄为本病最相关的危险因素，65岁以上的老年人患病率达60%；肥胖是另一个重要的危险因素。

知识点三：骨关节炎的常见症状

1. 关节疼痛

疾病初期表现为关节酸痛，程度较轻，多在活动或劳累后出现，休息后可减轻或缓解。随病情进展，疼痛程度加重，表现为钝痛或刺痛，因疼痛出现，关节活动受限，最后休息时也可出现疼痛，甚至可因夜间痛醒而影响睡眠。其中，膝关节病变在上下楼梯时疼痛明显，久坐或下蹲后突然起身可导致关节剧痛；髋关节病变时，疼痛可自腹股沟传导至膝关节前内侧、臀部及股骨大转子处，也可向大腿后外侧放射。

2. 关节僵硬

在久坐或晨起时关节有僵硬感,即出现"晨僵"。僵硬持续时间较短,一般不超过30分钟,疾病晚期,可出现永久性关节活动受限。

3. 关节肿胀、畸形

膝关节受累时常见关节肿胀及内翻畸形。指间关节受累时可出现关节伸面内、外侧骨样肿大结节,指间关节呈水平样弯曲,形成蛇样畸形。女性骨关节炎常见受累部位见图5-2-2。

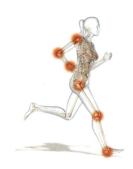

图5-2-2 女性骨关节炎常见受累部位

4. 关节绞锁现象

膝关节内若出现游离体或漂浮的关节软骨碎片,关节活动时可出现绞锁现象,老年人常因此出现跌倒。

知识点四:骨关节炎的治疗方法

治疗的目的在于缓解疼痛,保护关节功能,提高生活质量。

1. 非药物治疗

疾病活动期应减少关节活动,避免加重疼痛,可使用理疗方法减轻疼痛;非活动期可通过慢跑、太极拳等运动增加肌肉力量,改善关节功能。

2. 药物治疗

(1)控制症状药物

首选非甾体类抗炎药(NSAIDs),既有止痛又有抗炎作用,是控制骨关节炎症状最常用的药物。其用药原则是最低有效剂量、短疗程、药物种类及剂量个体化。常用的非甾体类抗炎药包括吡罗昔康、双氯芬酸、舒林酸硫化物等,这几种药不良反应较小,且双氯芬酸、舒林酸硫化物对软骨代谢和蛋白聚合糖的合成具有促进作用。阿司匹林、水杨酸、吲哚美辛等药物不良反应较大,且对关节软骨有一定损害作用。

(2)改善病情及软骨保护药物

临床上常用硫酸氨基葡萄糖、硫酸软骨素、双醋瑞因和关节内注射透明质酸等,其中硫酸氨基葡萄糖和硫酸软骨素可作为关节的营养补充剂,不但能起到改善关节功能的作用,还可起到缓解疼痛的作用。

3. 手术治疗

对关节疼痛剧烈、非手术治疗无效者可行关节置换术,能有效缓解疼痛、恢复关节功能。

知识点五:骨关节炎的主要照护措施

1. 一般照护

急性发作期应限制关节的活动,疼痛缓解期可选择运动量适宜、能增加关节活动度的活动,如散步、做操、打太极拳等。肥胖的老年人应坚持运动锻炼,控制总热量摄入,避免摄入高糖、高脂食物,达到减轻体重,降低关节负重的目的。

2. 疼痛照护

评估疼痛的部位、程度、持续时长、缓解时间。借助手杖、拐杖、助行器等辅助用具站立或行走,减轻关节负重以缓解疼痛。疼痛明显时,老年人应卧床休息,可采用局部理疗、按摩等方法减轻局部疼痛。此外,听音乐、看电视等可帮助老年人放松情绪,缓解疼痛。

3. 药物照护

嘱老年人遵医嘱应用药物,同时密切观察药物不良反应。非甾体类抗炎药常见的不良反应主要为胃肠道症状,如恶心、呕吐、嗳气、食欲减退、消化性溃疡等,此外有小概率出现头痛、头晕、耳鸣、感觉异常等神经系统症状或肝肾功能受损。硫酸氨基葡萄糖常见的不良反应较少,偶见恶心、便秘、腹胀、腹泻等胃肠道不适,且应用本药时注意,少服或忘服时,下次服药不可服用双倍的量。双醋瑞因最常见的不良反应为轻度腹泻,且会随着持续治疗而自动消失。

4. 手术后照护

行关节置换术者因部位不同,其术后照护有所区别。髋关节置换术后患肢需做皮牵引,牵引期间保持反牵引力、防止牵引锤着地,每日测量牵引肢体的长度防止过度牵引,同时要保证老年人的舒适和功能;膝关节置换术后患肢需用石膏托固定,保持石膏的清洁干燥、预防压疮发生。

5. 健康教育

(1) 疾病知识:根据老年人的个人情况,向老年人介绍本病的病因、疾病表现、治疗措施等。

(2) 关节保护:日常生活中注意关节部位保暖,可适当进行关节部位的热敷、按摩等。避免进行加重关节负荷的活动,如长期站立、频繁下蹲等。此外,还需防止过度疲劳,以免加速关节的老化。

(3) 减轻体重:肥胖是骨关节炎的危险因素,肥胖者的下肢承重更多,关节长时间处于超负荷状态,易加速损伤退化。因此,要指导肥胖老年人合理膳食,坚持运动,减轻体重。

任务实施

任务一　为冯奶奶撰写健康照护计划

表 5-2-1　冯奶奶健康照护计划

健康问题和照护目标	照 护 措 施
健康问题1:关节疼痛 照护目标:冯奶奶关节疼痛频率较少或消失	1. 药物照护 (1) 评估冯奶奶疼痛情况及吞咽功能。遵医嘱协助冯奶奶正确服药:吡罗昔康片20毫克/1片/次/日,饭后服用;硫酸氨基葡萄糖片0.25克/1片/3次/日,吃饭时服用。 (2) 告知冯奶奶药物作用和不良反应,让冯奶奶理解饭前饭后服用药物的原因,提高冯奶奶的依从性。 (3) 观察用药后的效果、是否有不良反应,一旦发生应及时报告及处理。 2. 物理治疗照护 (1) 评估疼痛的部位、程度、持续时间,耐心倾听冯奶奶对疼痛的描述,做好记录。 (2) 指导冯奶奶使用手杖、拐杖、助行器站立或行走以减轻关节负重。 (3) 疼痛严重时,嘱冯奶奶卧床行皮牵引限制关节活动。 (4) 告知冯奶奶上下楼梯时抓扶手、坐位站起时手支撑扶手的方法,减轻其关节软骨承受的压力;一旦发生严重膝关节积液时,应卧床休息。 (5) 综合使用局部理疗与按摩,可有效缓解关节疼痛;也可用热水袋或热毛巾进行膝关节热敷缓解疼痛,每次热敷时间15~20分钟。

（续表）

健康问题和照护目标	照 护 措 施
	3. 休息照护 （1）布置良好的休息环境（空气清新，安静，温、湿度适宜，床铺舒适）。冯奶奶卧床休息时，应协助其保持膝关节处于功能位。 （2）创造良好的睡眠环境：协助冯奶奶在疼痛时转移注意力，如听音乐、听书等；协助其建立良好的睡眠习惯；睡觉时摆放良肢位，以增强舒适度及进行关节保护。
健康问题2：焦虑 照护目标：冯奶奶焦虑程度减轻或消失	1. 照护团队人员包括医生、护士、护理员、营养师、心理咨询师等人员。邀请心理咨询师为冯奶奶进行心理状态评估，必要时每周为冯奶奶做一次专业心理疏导。 2. 做好疾病相关知识讲解，使冯奶奶了解骨关节炎的治疗及缓解疼痛的方法，通过知识的增加来缓解焦虑，同时树立战胜疾病的信心。 3. 为冯奶奶创建有利于交际的环境，如安排冯奶奶社区志愿者或社工上门服务等，增加其与外界环境互动的机会。 4. 为冯奶奶分析导致力不从心的原因，协助其使用有效的应对技巧，鼓励其学会自我控制不良情绪。
健康问题3：有跌倒的风险 照护目标：冯奶奶未发生跌倒意外情况	1. 告知冯奶奶可能导致跌倒的高危因素，提高其防跌意识，指导其穿着松紧适宜的衣服、裤子，选择大小适宜且防滑的鞋子。 2. 根据情况，为冯奶奶住处进行适老化环境改造，避免室内地板出现高低落差，保证地面防滑无积水。 3. 选择坐式马桶及有靠背和扶手的椅子，告知冯奶奶起身、移动时应缓慢。 4. 指导冯奶奶进行关节的康复训练，如股四头肌的收缩锻炼、膝关节的屈伸活动及旋转活动，增强下肢肌力及促进关节灵活度。

任务二　为冯奶奶进行骨关节炎的健康宣教

表5-2-2　骨关节炎知识宣教操作流程

流程	技术操作要求	示范
工作准备	1. 介绍照护情境。 2. 物品准备：齐全，包括纸巾、水杯，必要时可用纸、笔。 3. 环境准备：温、湿度适宜，光线明亮，空气清新。 4. 老年人准备：老年人意识清醒，状态良好，可以配合。 5. 个人准备：着装规范，规范洗手，并使用手消毒液消毒。	图5-2-3　工作准备
沟通解释评估	1. 核对 （1）问好、自我介绍、友好微笑、称呼恰当。 （2）核对照护对象基本信息。 2. 介绍 （1）介绍操作内容、目的、时间、方法或关键步骤。 （2）介绍需要老年人注意和（或）配合的内容。 3. 询问 （1）老年人对照护过程是否存在疑问。 （2）所处的环境是否满意，体位是否舒适，有无其他需求，是否可以开始操作。	操作视频 沟通解释评估

（续表）

流程	技术操作要求	示范
	4. 评估 （1）全身情况（精神状态、饮食、二便、睡眠等）。 （2）局部情况（肢体活动度、患侧肿胀及疼痛情况等）。 （3）特殊情况（服药及治疗情况）。	
实施过程	1. 健康教育 　　结合老年人自身特点，用通俗易懂的语言或简易的图片介绍本病的病因、不同关节的表现、药物及治疗的注意事项。 2. 提升自我照护的能力 　　根据老年人自身条件及受限程度，运用辅助器具或特殊的设计，以保证或提高其自理能力。如门及过道的宽度的设计须能容许轮椅等通过，室内地板避免有高低落差的情形，材质应防滑等。 3. 保护关节 　　指导注意防潮保暖，防止关节受凉受寒；尽量应用大关节而少用小关节，用双脚移动带动身体转动，代替突然扭转腰部；选用有靠背和扶手的高脚椅就座，且膝、髋关节呈直角；使用热水泡洗或进行桑拿热敷关节等；减少长期站立、爬山、骑车等活动，少做下蹲等可诱发疼痛的工作或活动。 4. 康复训练 　　早期练习股四头肌的伸缩活动，去除外固定后，可练习伸及旋转活动，通过主动和被动的功能锻炼，来保持病变关节的活动，防止关节粘连及功能活动障碍。 5. 用药指导 　　为老年人标明药物名称及服药方法，协助老年人定时、定量、准确服药，告知老年人及家属药物的不良反应，教会其掌握监测方法。 6. 健康宣教注意事项 （1）健康教育建议不少于3条。 （2）要求通俗易懂，有针对性。 （3）及时获得老年人的反馈。	健康宣教
整理记录	1. 询问老年人有无其他需求，是否满意（反馈）。 2. 整理各项物品。 3. 规范洗手。 4. 记录（不漏项），汇报异常情况。	图 5-2-4　整理记录

任务评价

登录复旦社云平台（www.fudanyun.cn），搜索"老年健康照护"，下载评价表格进行评价。

课后拓展

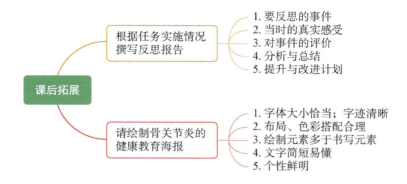

课后习题

扫码完成在线练习。

项目三 类风湿性关节炎老年人的健康照护

学习目标

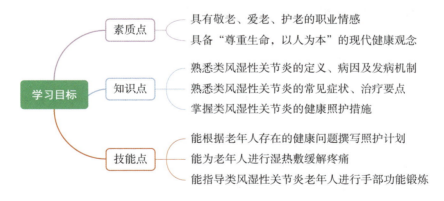

情境案例

基本信息：王爷爷，男，55岁，退休工人，育有一儿一女，丧偶独居。

疾病史：类风湿性关节炎3年余。

目前情况：3周前无明显诱因突然出现全身多关节肿痛，以手指关节、手腕关节为主，晨僵（大于1小时），指间关节轻度变形，疼痛不能自行缓解，活动明显受限。门诊以类风湿性关节炎收住院。医嘱予非甾体类抗炎药、羟氯喹片、甲氨蝶呤片等药物治疗。治疗10天后，症状减轻，活动中度受限，但生活能基本自理。复查血沉为18毫米/小时，类风湿因子阳性。

根据王爷爷的身体情况，请完成以下照护任务：

任务一　为王爷爷撰写健康照护计划
任务二　使用湿热敷技术为王爷爷缓解肿胀及疼痛
任务三　指导王爷爷进行手指功能锻炼

任务分析

知识点一：类风湿性关节炎的定义

类风湿性关节炎（RA）是以侵蚀性、对称性多关节炎为主要临床表现的慢性全身性自身免疫性疾病。

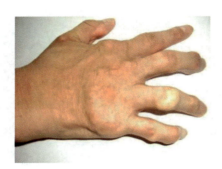

图5-3-1　类风湿性关节炎

关节肿痛呈发作与缓解交替进行，当炎症破坏软骨和骨质时，出现关节畸形和功能障碍。本病可伴有关节外的系统性损害。类风湿性关节炎呈全球性分布，是造成人类丧失劳动力和致残的主要原因之一。我国的患病率为0.32%～0.36%。类风湿性关节炎可发生于任何年龄，80%发生在35～50岁，女性约3倍于男性。本病有少数患者在短期发作后可自行缓解，不留后遗症；另有少数在1～2年就进展到关节的明显破坏；大多数病人表现为发作与缓解的交替过程，并出现轻重不等的关节畸形和功能障碍，严重影响生活质量。见图5-3-1。

知识点二：类风湿性关节炎的病因与发病机制

类风湿性关节炎为自身免疫性疾病，病因尚不明确，与遗传、感染有关。类风湿性关节炎的发生及经久不愈是病原体和免疫系统相互作用的结果，当支原体、细菌、病毒等感染因子（抗原）进入人体后，首先被巨噬细胞吞噬，激发人体免疫反应，包括激活B淋巴细胞分化为浆细胞，分泌大量免疫球蛋白（含类风湿因子）。抗原与免疫球蛋白IgG相结合，形成的免疫复合物沉积在关节，引发Ⅲ型变态反应，造成关节内和关节外病变。

知识点三：类风湿性关节炎的常见症状

大部分病人起病缓慢，在出现明显的关节症状前可有乏力、全身不适、发热、纳差等前驱症状。

1. 关节表现

典型表现是对称性多关节炎。最常受累的关节是腕、掌指关节，近端指间关节，再是足趾、膝、踝、肘、髋等关节。此外，颞颌关节和颈椎也可累及。

（1）晨僵：95%以上的类风湿性关节炎老年人会出现晨僵。充血、水肿和渗液导致受累关节肿胀、僵硬、疼痛，不能握紧拳头或持重物，活动后症状会减轻。一般持续时间超过1小时者对诊断有较大意义。晨僵是观察类风湿性关节炎活动的指标之一，但有一定的主观性。

（2）痛与压痛：关节痛是最早的关节症状，多呈对称性、持续性疼痛，但时轻时重，并伴有压痛。

（3）关节肿胀：关节呈梭形肿胀是类风湿性关节炎的特征。凡受累的关节均可发生肿胀，多因关节腔内积液或关节周围软组织炎症引起。当关节炎性肿大而附近肌肉萎缩，关节呈梭形（图5-3-2）。

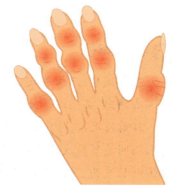

图5-3-2　类风湿性关节炎早期手指梭形肿胀

（4）关节畸形：晚期由于软骨、骨质、肌腱、韧带损害，可出现不同程度的关节畸形，出现手指关节半脱位，如手指的尺侧偏斜和天鹅颈畸形等。关节周围肌肉萎缩、痉挛使畸形更为加重。见图 5-3-3。

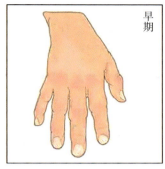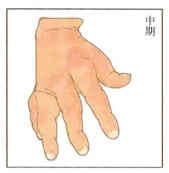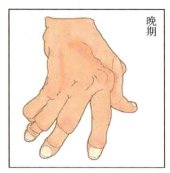

图 5-3-3 类风湿性关节炎指关节损害过程

（5）功能障碍：关节肿痛、结构破坏和畸形均会引起关节的活动障碍。美国风湿病学会将类风湿性关节炎功能障碍程度分为 4 级。Ⅰ级——能照常进行日常生活和各项工作；Ⅱ级——可进行一般的日常生活和某种职业工作，但参与其他项目活动受限；Ⅲ级——可进行一般的日常生活，但参与某种职业工作或其他项目活动受限；Ⅳ级——日常生活的自理和参与工作的能力均受限。

2. 关节外表现

（1）类风湿结节：20%～30%的类风湿性关节炎病人有类风湿结节，这是本病活动指标之一。类风湿结节数量不等，大小不一，质硬、无压痛，呈对称性分布。结节多位于肘鹰嘴突附近、枕、跟腱等处。结节呈对称分布，质硬无压痛，大小不一，直径数毫米至数厘米不等，其出现提示病情活动。深部结节可出现在肺部，结节可发生液化，咳出后形成空洞。

（2）类风湿性血管炎

可出现在类风湿性关节炎患者的任一系统。表现为甲床或指端小血管炎，少数发生局部缺血性坏死。侵犯肺部可出现胸膜炎、肺间质性病变。心脏受累常见的是心包炎，冠状动脉炎可引起心肌梗死。神经系统受损可出现脊髓受压、周围神经炎的表现。眼部病变可出现巩膜炎、结膜炎等。

（3）器官系统受累

① 呼吸系统：肺受累常见，其中男性多于女性，有时可为首发症状。如侵犯肺部可出现胸膜炎、肺间质性病变、结节样改变、肺动脉高压。

② 循环系统：心脏受累常见的是心包炎，多见于类风湿因子阳性、有类风湿结节的患者。

③ 神经系统：神经受压是类风湿性关节炎病人出现神经系统病变的常见原因。神经系统受损可出现脊髓、周围神经受压的表现。

3. 其他

30%～40%病人出现干燥综合征，部分病人出现低血红蛋白小细胞性贫血。

知识点四：类风湿性关节炎治疗方法

治疗原则为控制炎症，缓解症状，恢复关节功能。

1. 非甾体类抗炎药

非甾体类抗炎药是本病不可缺少的、非特异性的对症治疗的药物。常用药物有阿司匹林，每日 4～6 克，分 3～4 次服用，为减少胃肠道反应，可选用肠溶阿司匹林。此外，可选用布洛芬、吲哚美辛等。

2. 抗风湿药

抗风湿药起效时间长，可作用于病程中的不同免疫成分，并有控制病情进展的可能，同时又有抗炎作用,多采用与非甾体类抗炎药联合应用的方案。常用的药物有甲氨蝶呤、雷公藤、金制剂、青霉胺、硫唑嘌呤、环孢霉素 A 等。

3. 肾上腺糖皮质激素

肾上腺糖皮质激素抗炎作用强,能快速缓解症状,但不能根本控制疾病,停药后症状易复发。长期用药可造成停药困难的依赖性,易出现不良反应,所以仅限于活动期有严重全身症状者,关节炎明显而又不能为非甾体类抗炎药所控制的患者,或慢作用药尚未起效的病人。泼尼松每日 30～40 毫克,症状控制后递减为每日 10 毫克维持。

4. 外科手术治疗

对于晚期有关节畸形失去关节功能的病人,可行关节置换或滑膜切除手术,以改善关节功能。

知识点五:类风湿性关节炎的健康照护措施

1. 一般照护

(1) 向患者及家属讲解有关关节废用的后果,以便在治疗和护理过程中取得配合。

(2) 观察了解:患者关节疼痛的部位、患者对疼痛性质的描述;关节肿胀和活动受限的程度;晨僵的持续时间及其发作前驱症状和伴随症状。

(3) 晨僵护理:鼓励患者早晨起床后行温水浴,或用热水浸泡僵硬的关节或湿热敷关节处(图 5-3-4),而后活动关节。夜间睡眠戴弹力手套保暖(图 5-3-5),可减轻晨僵程度。晨僵持续时间长且疼痛明显者,可服用消炎止痛药物。

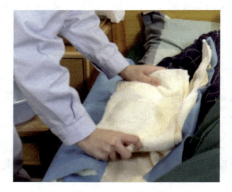
图 5-3-4 湿热敷

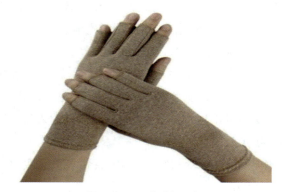
图 5-3-5 戴弹力手套

(4) 休息与体位:疾病的急性活动期,除关节疼痛外,常伴有发热、乏力等全身症状,应卧床休息,以减轻体力消耗,保护关节功能,避免脏器受损。限制受累关节活动、保持功能位,如膝下放一平枕,使膝关节保持伸直位,足下放护足板,避免垂足。但不宜绝对卧床。

(5) 预防关节废用:症状基本控制后,鼓励患者及早下床活动,必要时提供辅助工具,避免长时间不活动。肢体锻炼由被动向主动渐进,活动强度应以病人能承受为限。可做肢体屈伸、散步、手部抓握、提举等活动,也可配合以理疗、按摩,以增加局部血液循环,松弛肌肉,活络关节,防止关节废用。

2. 用药照护

强调遵医嘱服药,不能自行增减剂量或停药。为减少消化道反应,应在饭后服药。密切观察药物的不良反应,如胃肠道反应、出血、皮疹、口腔溃疡、肝肾功能损害、白细胞减少、内分泌紊乱等,并观察药物的疗效。

3. 心理照护

(1) 帮助患者认识不良心态对康复的不利,长期的情绪低落会造成体内环境失衡,引起食欲不振、失眠等症状,反过来又加重病情。

(2) 激发患者对家庭、社会的责任感,鼓励自强,正确认识、对待疾病,积极与医护人员配合,争取得到好的治疗效果。

(3) 组织患者集体学习疾病的知识或开座谈会,以达到相互启发、相互学习、相互鼓励的效果,也可让患者参加一些集体活动或娱乐活动,使生活充实。

(4) 建立社会支持网:每天给一定的探视时间,视病情留有陪伴,嘱家属亲友给患者以物质支持和精神鼓励,亲人的关心会使患者情绪稳定,从而增强战胜疾病的信心。

(5) 对已经发生关节畸形致残的患者,要鼓励其发挥健康肢体的作用,尽量做到生活自理或参加力所能及的工作,体现生存价值。给有手术指征者提供可靠的医疗信息,建议外科手术治疗,以提高生活质量。

4. 保健指导

(1) 患者应了解疾病的性质、病程和治疗方案。自觉遵医嘱服药。

(2) 养成良好的生活方式和习惯,每天有计划地进行锻炼,增强机体的抗病能力。保护关节功能,防止废用。

(3) 避免感染、寒冷、潮湿、过度劳累等各种诱因。病情复发时,应及早就医,以免重要脏器受损。

任务实施

任务一　为王爷爷撰写健康照护计划

表 5-3-1　王爷爷健康照护计划

健康问题和照护目标	照 护 措 施
健康问题 1:晨僵、肿胀及疼痛 照护目标:王爷爷晨僵、肿胀及疼痛明显减轻或缓解,未发生脏器损伤情况	1. 日常照护 (1) 评估王爷爷一般情况(日常感受、睡眠、饮食、排泄、生活自理情况等)。 (2) 根据评估结果,协助王爷爷早晨起床后行温水浴,或用热水浸泡僵硬的关节。 (3) 指导王爷爷在温水浴或热水浸泡关节后进行关节和肌肉的拉伸练习,提高关节和肌肉的活动能力。 2. 饮食照护 (1) 安排王爷爷定时定量进餐,可设置合理的进餐时间,即早餐于 7:30～8:30,午餐于 11:30～12:30,晚餐于 5:30～6:00。不可让其暴饮暴食,饥饿失常。 (2) 避免摄入容易引发自身过敏反应的食物,忌辛辣刺激、油腻的食物。 (3) 选择低脂,低糖,低热量的烹饪方法,如清炖、清蒸、白煮等。 (4) 适当补充维生素 A、维生素 C、维生素 D、维生素 E 或含钙、铁、硒、锌等矿物质食物,以增强组织免疫力及预防组织氧化或贫血。 (5) 请营养师制定科学、合理、营养的饮食计划。 (6) 嘱王爷爷平时要多喝白开水,多吃新鲜水果,多排尿。 3. 用药照护 (1) 餐后半小时遵医嘱三查八对,协助王爷爷正确服用非甾体类抗炎药、羟氯喹片、甲氨蝶呤片等药物控制病情。 (2) 告知王爷爷药物作用和不良反应,强调按时服药的重要性。 (3) 观察用药效果和不良反应。 (4) 记录服药时间、不良反应、效果。 4. 睡眠、休息照护 (1) 日常注意避免受寒,防潮湿,注意保暖,不接触冷水、冰水。 (2) 保证充足休息,避免劳累。

(续表)

健康问题和照护目标	照 护 措 施
	（3）夜间睡眠戴弹力保护套为各关节保暖,可减轻晨僵程度。 （4）卧床休息时注意体位,可在关节处放平枕,保持功能位。 5. 理疗(湿热敷) （1）检查王爷爷关节肿胀及皮肤情况,告知检查结果。 （2）解释湿热敷的目的、告知湿热敷操作的流程及需要的时间。 （3）确保室内环境温、湿度适宜,适合湿热敷操作。 （4）根据肿胀或疼痛部位为王爷爷准备安全舒适的治疗体位。 （5）根据操作所需,做好治疗前的用物准备。 （6）为王爷爷正确实施湿热敷操作。 （7）在操作过程中密切观察王爷爷的相关情况,保证安全,避免受凉或者烫伤。 （8）治疗后卫生处理,记录治疗情况及效果。
健康问题2:有关关节废用的危险 照护目标:预防关节废用	1. 适当活动 （1）鼓励王爷爷在症状基本控制后,及早下床活动,必要时提供辅助器具,避免长时间不活动。 （2）鼓励王爷爷平常多做些力所能及的事情,增强信心。 （3）日常监测病情,建议王爷爷在病情控制稳定后,每3~6个月复诊一次,以便了解、及时调整治疗方案,有效控制疾病。 2. 手指功能锻炼 （1）评估王爷爷指关节的活动情况。 （2）讲解手指操的训练方法。 （3）指导王爷爷进行手指操的训练。 （4）密切观察,适时进行鼓励以增强其信心。 （5）锻炼结束后及时记录锻炼的情况。
健康问题3:抑郁 照护目标:王爷爷忧虑、抑郁情绪减轻,情绪变得积极乐观	1. 帮助王爷爷认识不良心态对康复不利,长期情绪低落会造成体内环境失衡,引起食欲不振、失眠等症状,加重病情。 2. 激发王爷爷对自己健康负责的态度,积极与照护人员配合,争取更好的治疗效果。 3. 组织病友集体学习疾病的知识或开座谈会,以达到相互启发、相互鼓励的效果,也可以一起参加一些集体活动或娱乐活动,使生活充实。 4. 建立社会支持网,建议家属亲友给予王爷爷鼓励和关心,从而增强其战胜疾病的信心。 5. 鼓励王爷爷发挥健康肢体的作用,尽量做到生活自理或参加力所能及的工作,体现生存价值。

任务二 使用湿热敷技术为王爷爷缓解肿胀及疼痛

表5-3-2 湿热敷操作流程

流程	技术操作要求	示范
工作准备	1. 介绍照护情境。 2. 物品准备:小水盆、50~60摄氏度热水、水温计、纱布、敷布、长钳2把、凡士林、棉签、塑料布、一次性防水垫单、热水袋、大棉垫,必要时备热源与换药物品。检查,确认无误。 3. 环境准备:温、湿度适宜,光线明亮,空气清新,关闭门窗。 4. 自身准备:着装干净整洁,仪容大方,洗净双手,佩戴口罩。 5. 老年人准备:老年人状态良好,配合操作。	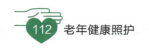 图5-3-6 工作准备

(续表)

流程	技术操作要求	示范
沟通解释评估	1. 核对： （1）问好、自我介绍、友好微笑、称呼恰当。 （2）核对照护对象基本信息。 2. 介绍： （1）介绍操作内容、目的、时间、方法或关键步骤。 （2）介绍需要老年人注意和（或）配合的内容。 3. 询问： （1）老年人对照护过程是否存在疑问。 （2）对所处的环境是否满意，体位是否舒适，有无其他需求，是否可以开始操作。 4. 评估： （1）全身情况（精神状态、饮食、二便、睡眠、对温度的敏感程度等）。 （2）局部情况（肢体活动度、皮肤完整情况等）。 （3）特殊情况（如关节发红、发肿、发热不宜热敷）。	沟通解释评估
实施过程	1. 湿热敷： （1）取合适体位。 （2）患部下铺医用垫单，暴露患处皮肤，受敷部位涂凡士林、盖单层纱布。 （3）测量水温在50～60摄氏度间，将湿敷垫浸入热水中，双手持镊子将湿敷垫拧至不滴水珠，抖开。操作者用自己前臂试温后，将湿敷垫敷在患处，并盖上塑料布保持湿敷垫温度，避免散热太快。 （4）每3～5分钟更换一次湿敷垫，也可以用红外线灯照射，延长更换时间，每次热敷时间为15～20分钟。 （5）湿热敷结束后，擦干湿敷部位，撤去用物。 （6）取舒适位，整理床单位。 2. 老年人配合要点： （1）询问老年人感受。 （2）告知老年人热敷过程中不要随意移动，如有烫感及时告知照护人员。 3. 针对本次操作，进行健康宣教： （1）健康教育建议不少于3条。 （2）要求通俗易懂，有针对性。	湿热敷 健康宣教
整理记录	1. 询问老年人有无其他需求，是否满意（反馈）。 2. 整理各项物品。 3. 规范洗手。 4. 记录（不漏项），汇报异常情况。	图5-3-7 整理记录

任务三　指导王爷爷进行手指功能锻炼

表 5-3-3　手指功能锻炼操作流程

流程	技术操作要求	示范
工作准备	1. 介绍照护情境。 2. 物品准备：齐全，含椅子、桌子、洗手液。 3. 环境准备：温、湿度适宜，光线明亮，空气清新。 4. 自身准备：着装干净整洁，仪容大方，洗净双手。 5. 老年人准备：老年人状态良好，可以配合操作。	图 5-3-8　工作准备
沟通解释评估	1. 核对： （1）问好、自我介绍、友好微笑、称呼恰当。 （2）核对照护对象基本信息。 2. 介绍： （1）介绍操作内容、目的、时间、方法或关键步骤。 （2）介绍需要老年人注意和（或）配合的内容。 3. 询问： （1）老年人对照护过程是否存在疑问。 （2）对所处的环境是否满意，体位是否舒适，有无其他需求，是否可以开始操作。 4. 评估： （1）全身情况（精神状态、饮食、二便、睡眠、对温度的敏感程度等）。 （2）局部情况（关节活动度、肌力等）。 （3）特殊情况（如视力、听力，认知障碍、肌无力不宜训练）。	沟通解释评估
实施过程	1. 示范并指导老年人进行手指功能训练： 【动作1：握拳】 （1）左手手指全部伸直，并处在同一个平面内。 （2）左手慢慢弯曲成拳头，拇指置于拳心外侧，动作要轻柔，别太用力，不要握紧拳头。 （3）左手张开拳头直至手指再次完全伸直。 （4）左手重复练习上述动作10次。 （5）换右手，重复左手的全部动作10次。 【动作2：手指弯曲】 （1）左手手指全部伸直，并处在同一个平面内。 （2）左手大拇指向手掌心方向弯曲，保持数秒钟。 （3）左手大拇指伸直复位。 （4）左手依次将食指、中指、无名指和小指向手掌心方向弯曲，保持数秒钟后伸直复位。 （5）换右手，重复左手手指的全部动作。 【动作3：拇指弯曲】 （1）左手手指全部伸直，并处在同一个平面内。 （2）左手拇指向手掌心弯曲，尽量触及小指或手掌底部边缘。 （3）保持左手拇指弯曲1至2秒钟，然后将拇指恢复到起始位置。 （4）左手拇指重复上述动作10次。 （5）换右手，重复左手全部动作10次。 【动作4：握空心拳呈O形】 （1）左手手指全部伸直，并处在同一个平面内。	手指功能锻炼

(续表)

流程	技术操作要求	示范
	（2）左手所有手指向内弯曲，握空心拳状，直到拇指指尖与食指指尖接触为止，似 O 形。 （3）左手保持上述握空心拳姿势数秒钟，然后伸直手指复位。 （4）左手重复上述动作 10 次。 （5）换右手，重复左手全部动作 10 次。 【动作 5："L"弯曲】 （1）左手手指全部伸直，并处在同一个平面内，大拇指与其余四指垂直，掌平面垂直放在桌子上，小指侧边在下，大拇指朝上。 （2）左手大拇指保持位置不变，其余四个手指向内弯曲，直到手呈 L 形。 （3）左手保持上述姿势数秒钟，然后伸直弯曲手指至起始位置。 （4）左手重复上动作 10 次。 （5）换右手，重复左手全部动作 10 次。 【动作 6：手指上抬】 （1）左手自然分开，平放在桌子上，掌心向下。 （2）左手从大拇指开始，每个手指依次慢慢抬离桌面 2 秒钟，然后放下。 （3）左手重复上述动作 10 次。 （4）换右手，重复左手全部动作 10 次。 【动作 7：手腕伸展】 （1）抬起伸直的右手臂，使掌心向下。 （2）左手拇指置于右手掌之下，其余四指握住右手背，绕右手腕轻轻按下右手，直至右手腕与右手臂之间感觉有拉力为止。 （3）保持上面姿势数秒钟。 （4）重复上述动作 10 次。 （5）交换左右手，重复上述全部动作 10 次。 2. 在训练过程中注意观察老年人的表现和反应。 3. 训练结束后，协助老年人休息。	
	4. 老年人配合要点： （1）询问老人感受。 （2）告知老年人下次训练时间。	
	5. 针对本次操作，进行健康宣教： （1）健康教育建议不少于 3 条。 （2）要求通俗易懂，有针对性。	健康宣教
整理记录	1. 询问老年人有无其他需求、是否满意（反馈）。 2. 整理各项物品。 3. 规范洗手。 4. 记录（不漏项），汇报异常情况。	图 5-3-9 整理记录

任务评价

登录复旦社云平台（www.fudanyun.cn），搜索"老年健康照护"，下载评价表格进行评价。

课后拓展

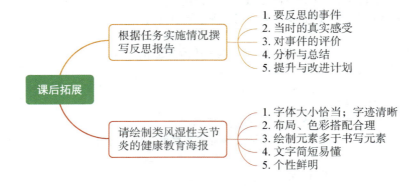

课后习题

扫码完成在线练习。

模块六

消化系统常见疾病的健康照护

模块导读

消化系统是负责食物的摄入、消化、吸收和排泄的系统,包括口腔、咽、食管、胃、小肠、大肠和相关的辅助器官,如肝脏、胰腺和胆囊。消化系统的主要功能是将食物分解成可以被身体吸收的营养素,并排出无法消化的残留物。其结构见图6-0-1。

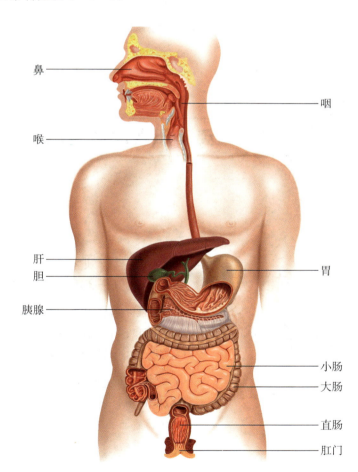

图6-0-1 消化系统示意图

消化系统疾病在我国同样是常见病和多发病。除了消化系统本身的疾病,如胃炎、肠炎、肝病、胰腺炎,其他疾病如糖尿病、心血管疾病、免疫系统疾病等也经常影响消化系统,可能导致消化不良、营养吸收障碍或消化道出血。特别是老年人,因消化酶分泌减少、胃肠道蠕动减慢,以及各种慢性疾病的影响,更容易发生消化系统的问题。消化系统疾病的常见症状包括腹痛、胀气、恶心呕吐、消化不良、便秘或腹泻。消化系统疾病的常见体征有腹部触痛、肝脾肿大或黄疸等。诊断消化系统疾病通常需要进行血液检查、大便检查、胃镜或肠镜检查、腹部超声波或CT检查,甚至胃肠活检以确诊。消化系统疾病的健康照护重点在于合理膳食、避免刺激性食物、药物治疗以控制症状和治疗原发疾病,以及必要时的外科治疗。对于老年人而言,由于他们可能同时患有多种慢性疾病,因此在药物治疗上需特别注意药物间的相互作用及不良反应。另外,对于老年患者的饮食管理和日常生活护理尤为重要,以保证营养供给,提高生活质量。

本模块消化系统常见疾病的健康照护学习内容具体见图6-0-2。

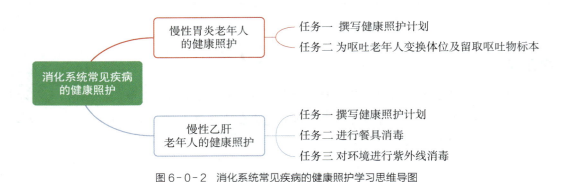

图6-0-2 消化系统常见疾病的健康照护学习思维导图

项目一 慢性胃炎老年人的健康照护

学习目标

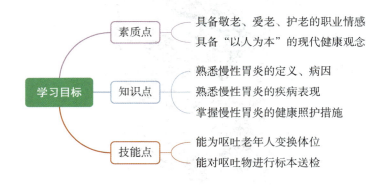

情境案例

基本信息:张爷爷,68岁,178厘米,65千克,本科文化,退休前为企业部门负责人,应酬比较多,抽烟、饮酒。

疾病史:既往高血压、高血脂病史20余年,慢性胃炎10余年。

目前情况:张爷爷2天前在吃重庆火锅后出现上腹部疼痛加重,以胀痛为主,伴恶心呕吐、反酸、嗳逆、嗳气、食欲不振,无腹泻和便血。

请完成以下照护任务:

任务一　为张爷爷撰写健康照护计划
任务二　为张爷爷变换体位及留取呕吐物标本

任务分析

知识点一：慢性胃炎定义

慢性胃炎是指各种病因引起的胃黏膜呈非糜烂的炎性改变。慢性胃炎可分为浅表性、萎缩性和特殊类型三大类。青年群体中以慢性浅表性胃炎多见，老年群体中以慢性萎缩性胃炎为主，慢性萎缩性胃炎在内镜下主要表现为黏膜呈颗粒状、黏膜血管暴露、色泽灰暗以及皱襞细小。

知识点二：慢性胃炎的疾病表现

慢性胃炎病程较长，进展缓慢，70%~80%的老年人没有任何临床症状，这也是慢性胃炎的确切发病率并不完全清楚的原因。少部分老年人会出现上腹疼痛或不适，食欲不振，食后饱胀、嗳气、反酸、恶心、呕吐等非特异性消化不良症状。慢性胃溃疡老年人会在剑突下或偏左位置，周期性出现进食后疼痛、空腹缓解的症状。自身免疫性胃炎的老年人因胃酸和内因子缺乏，常会出现畏食、贫血和体重减轻。慢性胃炎老年人无特异性体征，有时在查体时会出现上腹轻压痛。

知识点三：慢性胃炎的病因

1. 幽门螺杆菌感染

幽门螺杆菌感染是慢性胃炎最主要的病因，67%~80%的胃溃疡和95%的十二指肠溃疡是由幽门螺杆菌引起的。幽门螺杆菌寄生在胃黏膜组织中，具有鞭毛，能在胃内穿过黏液层移向胃黏膜，分泌黏附素使其紧贴上皮细胞，直接侵袭黏膜，见图6-1-1。幽门螺杆菌释放尿素酶，分解尿素，产生氨（NH_3），以及分泌毒素，可致炎症反应，并产生幽门螺杆菌抗体，可造成自身免疫损伤。

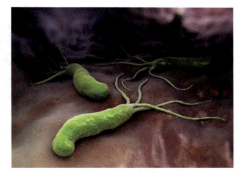

图6-1-1　幽门螺杆菌

2. 自身免疫性胃炎

自身免疫性胃炎是引起老年人慢性胃炎的重要原因，胃壁细胞损伤后刺激机体产生壁细胞抗体和内因子抗体，引起富含壁细胞的胃体黏膜萎缩。

3. 饮食和环境因素

饮食和环境因素也是引起老年人慢性胃炎的重要因素，如饮食中的高盐和长期缺乏新鲜的蔬菜、水果，长期饮用浓茶、咖啡、烈酒，食用过热、过冷、过于粗糙的食物等都会损伤胃黏膜。

4. 其他

一些药物如非甾体类抗炎药、某些疾病导致的十二指肠液反流，都会损伤黏膜屏障，使胃黏膜易受胃酸-胃蛋白酶的损害。

知识点四：慢性胃炎的治疗方法

1. 病因治疗

联合应用两种抗生素加一种质子泵抑制剂或者一种胶体铋剂，即"三联法"，可以根除幽门螺杆菌，疗程为 7~14 天。常用的抗生素包括克拉霉素、阿莫西林、甲硝唑、替硝唑、喹诺酮、呋喃唑酮、四环素等。质子泵抑制剂包括埃索美拉唑、奥美拉唑、兰索拉唑、泮托拉唑、雷贝拉唑等。胶体铋剂包括三钾二枸橼酸铋、果胶铋、次碳酸铋等。

2. 对症治疗

因服用非甾体类抗炎药导致胃黏膜损伤者应停药；因十二指肠液反流导致黏膜损伤者应服用氢氧化铝凝胶来吸附胆汁或硫糖铝中和胆盐，以及胃动力药（如多潘立酮、西沙比利等）防止反流。

知识点五：慢性胃炎的照护措施

1. 一般照护

（1）休息与环境：环境安静、整洁，定时通风，室内保持良好温度、湿度。急性发作期应卧床休息，可用深呼吸、转移注意力等方式减轻疼痛。病情缓解时应适当锻炼，增强机体抗病能力。

（2）饮食：提倡慢性胃炎患者与家属分开进餐或使用公筷进餐。以提供高热量、高蛋白质、高维生素、清淡、易消化的饮食为原则。鼓励老年人少食多餐、细嚼慢咽。避免摄入过咸、过甜、过辣的刺激性食物；避免摄入富含亚硝酸盐的食物；避免长期大量饮酒。对于食欲不佳者，可通过改进烹饪技巧，增加食物色、香、味来刺激老年人食欲。患有自身免疫性胃炎的老年人常会出现胃酸缺乏，可食用肉汤、鸡汤等促进胃酸分泌，食物应完全煮熟，以利于老年人消化吸收。高胃酸伴反酸的老年人应避免食用酸性、多脂肪食物。照护员应定期监测老年人体重，老年人每天进食次数、量、种类都应做好详细记录。

2. 腹痛照护

（1）休息与活动：疼痛发作期应卧床休息，可用深呼吸、转移注意力等方式减轻疼痛。

（2）热敷：可用热水袋热敷上腹部，缓解胃痉挛，减轻疼痛。

3. 用药照护

（1）抗生素类药物：抗幽门螺杆菌感染一般采用两种抗生素联合用药，使用前应注意是否存在过敏史，使用中注意有无皮疹等迟发性过敏反应。甲硝唑最好在餐后用药，可避免恶心、呕吐等胃肠道反应。

（2）质子泵抑制剂：应在饭前服用或与饭同服，抑制胃酸分泌。肠溶制剂不能压碎，必须整粒吞服。常见的不良反应为腹泻、恶心、头痛及皮肤反应。

（3）胶体铋剂：在酸性环境下起作用，宜在餐前服用；服用中会使齿、舌染黑，可用吸管吸入。部分病人出现大便变黑，停药后自行缓解。

4. 心理照护

慢性胃炎容易反复且病程多迁延，因此应时常关注老年人病情及心理变化，帮助其掌握疾病相关知识，减轻老年人心理压力。

5. 健康教育

（1）疾病知识：向老年人及家属介绍慢性胃炎的病因和诱因、疾病表现、治疗措施等。引导老年人保持良好的心理状态，作息规律，劳逸结合，积极配合治疗。

（2）饮食指导：食物应多样化，避免偏食。不吃霉变、含大量亚硝酸盐的食物。少吃熏制、腌制食物。避免过于粗糙、浓烈、辛辣食物。戒烟限酒。多吃新鲜的水果蔬菜。

（3）用药指导：介绍各类药物的作用、不良反应、服用时间。避免使用刺激胃黏膜的药物，如必须使用需要同时服用胃黏膜保护药或抑制胃酸分泌的药物。

（4）病情监测指导：监测体重、血清白蛋白、血红蛋白等营养指标变化。同时监测病情发展情况，如出现消化道出血、消化性溃疡、多发息肉等情况，应及时明确病情，及时到医院就医。

模块六 消化系统常见疾病的健康照护

任务实施

任务一 为张爷爷撰写健康照护计划

表6-1-1 张爷爷健康照护计划

健康问题和照护目标	照 护 措 施
健康问题1：疼痛（腹痛） 照护目标：张爷爷腹痛缓解	1. 腹痛的监测： （1）观察并记录张爷爷腹痛的部位、性质及程度，腹痛的发作时间、频率持续时间。如疼痛程度突然加重，疼痛性质发生改变，须及时上报医师。 （2）观察药物或非药物止痛的效果。 2. 非药物缓解疼痛： （1）指导张爷爷通过行为疗法，如指导式想象、深呼吸、冥想等，转移注意力。 （2）通过热敷疼痛部位，解除肌肉痉挛，缓解疼痛。 （3）经中医会诊选择针疗穴位进行针灸止痛。 3. 药物止痛： 遵医嘱选择合适的止痛药物并注意观察药物的不良反应。 4. 生活护理： （1）腹痛的急性期应注意要求张爷爷卧床休息，加强巡视，随时了解和满足张爷爷的需求。 （2）协助张爷爷取舒适体位，以减轻疼痛，减少疲劳感和体力消耗。如果张爷爷出现烦躁不安，还应做好防护措施，防止坠床。
健康问题2：舒适度减弱（恶心、呕吐） 照护目标：张爷爷恶心、呕吐症状减轻或消除，无失水、电解质紊乱和酸碱失衡发生	1. 失水征象的监测： （1）定时监测和观察心率、呼吸、血压等生命体征的变化。 （2）准确记录并测量张爷爷每天的出入量、尿比重、体重。 （3）当张爷爷出现软弱无力、口渴、皮肤黏膜干燥和弹性下降、尿量减少、烦躁、神志不清甚至昏迷时应及时上报医师。 2. 呕吐的观察与处理： （1）观察张爷爷呕吐的特点，记录呕吐的次数，呕吐物的性质和量、颜色气味。 （2）遵医嘱应用止吐药物，使张爷爷及时恢复正常饮食和体力。 3. 积极补充水分和电解质： （1）口服补液时应少量多次饮用，避免诱发恶心呕吐。 （2）剧烈呕吐不能进食或水电解质严重紊乱时，应遵医嘱给予静脉补液。 4. 生活护理： （1）张爷爷呕吐时应帮助其坐起或侧卧，头偏向一侧，以免发生误吸。 （2）张爷爷吐毕需协助其漱口，更换衣服被褥，开窗通风以除异味。 （3）提醒张爷爷要缓慢坐起，防止体位性低血压。 （4）指导张爷爷应用深呼吸法、听音乐等转移注意力，减少呕吐的发生。
健康问题3：不良生活习惯 照护目标：张爷爷改变不良饮食习惯，戒烟限酒	1. 健康指导： 向张爷爷介绍慢性胃炎的有关病因，尤其是饮食、饮酒、吸烟对胃黏膜的影响，引导张爷爷能配合饮食习惯的改善。 2. 饮食指导： （1）以高热量、高蛋白、高维生素、易消化为饮食原则，多吃新鲜食物，食物应多样化，营养素摄入应全面；避免摄入过咸、过甜、过冷、过热、过辣、过于粗糙的食物；不吃霉变的食物；不吃生食；少吃熏制、腌制、富含硝酸盐及亚硝酸盐的食物；戒烟、限酒。 （2）营养师与张爷爷共同制定饮食计划，改进烹饪技巧，增加食物的色、香、味增进食欲。 （3）观察并记录张爷爷每天进食次数、量、品种，以了解营养素摄入是否满足机体需要，定期监测体重及有关营养指标变化。

任务二 为张爷爷变换体位及留取呕吐物标本

表 6-1-2 为呕吐老年人变换体位及留取呕吐物标本操作流程

流程	技术操作要求	示范
工作准备	1. 介绍照护情境。 2. 物品准备：齐全，含有清水的漱口杯、痰盂、弯盘、小毛巾或纸巾、铺巾、汤匙、送检盒、记录单、笔、免洗消毒液。 3. 环境准备：温、湿度适宜，光线明亮，空气清新。 4. 老年人准备：老年人状态良好，可以配合操作。 5. 个人准备：着装规范，规范洗手，并使用手消毒液消毒。	图 6-1-2 工作准备
沟通解释评估	1. 核对： (1) 问好、自我介绍、友好微笑、称呼恰当。 (2) 核对照护对象基本信息。 2. 介绍： (1) 介绍操作内容、目的、时间、方法或关键步骤。 (2) 介绍需要老年人注意和(或)配合的内容。 3. 询问： (1) 老年人对照护过程是否存在疑问。 (2) 对所处的环境是否满意，体位是否舒适，有无其他需求，是否可以开始操作。 4. 评估： (1) 全身情况(血压、尿量、皮肤弹性及有无水电解质紊乱等)。 (2) 局部情况(腹部体征如胃肠蠕动波、腹部压痛、包块、肠鸣音、振水音等)。 (3) 特殊情况(呕吐的时间和性质、呕吐物的量和性质、既往发作史、进食、饮酒、药物或毒物、精神因素等)。	沟通解释评估
实施过程	1. 变换体位： (1) 及时发现呕吐前驱症状，如四肢厥冷、面色苍白、血压偏低、脉缓、头晕、流涎。 (2) 协助老年人坐起，不能坐起者取侧卧位，头偏向一侧。 2. 清洁工作： (1) 清洁老年人口腔、鼻腔内的呕吐物。 (2) 协助老年人用温开水或生理盐水漱口。 (3) 及时更换污染衣被。 (4) 处理呕吐物，保持环境整洁。 3. 观察病情： (1) 询问老年人感受。 (2) 观察老年人生命体征、意识状态、电解质和酸碱平衡情况及有无低血钾表现。 4. 针对本次操作，进行健康宣教： (1) 健康教育建议不少于 3 条。 (2) 要求通俗易懂，有针对性。	变换体位 标本留取

流程	技术操作要求	示范
	5. 标本采集： （1）用弯盘接取呕吐物。 （2）观察呕吐物的性质、量、颜色、气味。 （3）观察老年人呕吐的特点、次数。 （4）标记好患者的姓名和呕吐时间等信息。	操作视频 健康教育
整理记录	1. 询问老年人有无其他需求、是否满意（反馈）。 2. 整理各项物品。 3. 规范洗手。 4. 记录（不漏项），汇报异常情况。	图6-1-3 整理记录

任务评价

登录复旦社云平台（www.fudanyun.cn），搜索"老年健康照护"，下载评价表格进行评价。

课后拓展

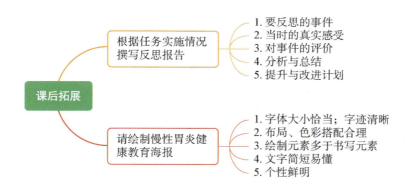

课后习题

扫码完成在线练习。

项目二　慢性乙型肝炎老年人的健康照护

学习目标

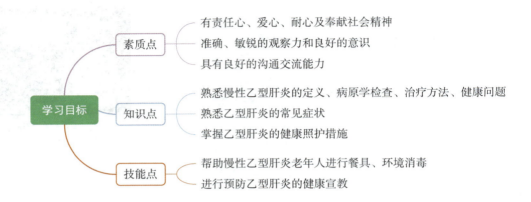

- 素质点
  - 有责任心、爱心、耐心及奉献社会精神
  - 准确、敏锐的观察力和良好的意识
  - 具有良好的沟通交流能力
- 知识点
  - 熟悉慢性乙型肝炎的定义、病原学检查、治疗方法、健康问题
  - 熟悉乙型肝炎的常见症状
  - 掌握乙型肝炎的健康照护措施
- 技能点
  - 帮助慢性乙型肝炎老年人进行餐具、环境消毒
  - 进行预防乙型肝炎的健康宣教

情境案例

基本信息：王奶奶，72岁，168厘米，59千克，小学文化，普通退休工人，南方人，饮食口味较重，爱抽烟喝酒。育有两子一女，与小儿子一家长住。

疾病史：慢性乙型肝炎5年，现遵医嘱服用核苷类似物，口服恩替卡韦分散片已半年，0.5毫克/1片/次/日，晨起服用。

目前情况：近1周，王奶奶食欲较差，体重下降明显，身体疲倦，做家务感觉吃力，心情郁闷。家庭医生根据病情，给王奶奶加服葡糖醛酸内酯片200毫克/2片/次/日，晚饭后1小时服用，观察不良反应并记录。

请完成以下照护任务：

任务一　为王奶奶撰写健康照护计划

任务二　为王奶奶进行餐具、环境及物品消毒

任务三　为王奶奶进行环境紫外线消毒

任务分析

知识点一：乙型肝炎

乙型肝炎是由乙型肝炎病毒（HBV）引起的以肝脏病变为主的一种传染病，简称乙肝。乙肝的传染源主要是急性或慢性乙型肝炎患者和乙型肝炎病毒的携带者。传播途径主要包括血液和体液传播、母婴传播、性接触传播。

知识点二：乙型肝炎的病因

乙型肝炎的病因为感染乙型肝炎病毒（HBV）。乙型肝炎病毒在电子显微镜下可呈3种形态的颗粒

结构：直径约 42 纳米的大球形颗粒（丹氏颗粒）、直径约 22 纳米的小球形颗粒以及管形颗粒。大球形颗粒（丹氏颗粒）为完整的病毒颗粒，由包膜和核衣壳组成，包膜含表面抗原（HBsAg）、糖蛋白和细胞脂肪，核衣壳含核心蛋白（HBcAg）、环状双股 HBV-DNA 和 HBV-DNA 多聚酶，是病毒的完整形态，有感染性，见图 6-2-1。

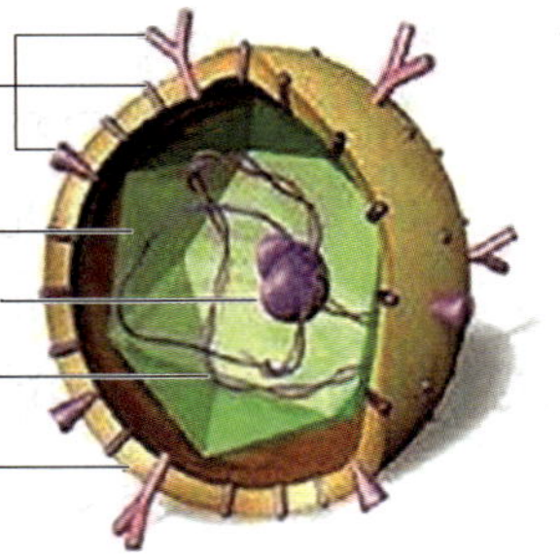

图 6-2-1　乙型肝炎病毒（大球形颗粒）结构图

知识点三：慢性乙型肝炎的常见症状

轻度慢性乙型肝炎患者症状较轻，可反复出现乏力、头晕、食欲减退、厌食油腻、尿黄、肝区不适或轻微触痛、睡眠欠佳等症状。重度慢性乙型肝炎患者病情相对较重，患者常表现为面色晦暗，出现肝掌、蜘蛛痣，肝脾肿大。

成年人急性乙型肝炎大多数可以完全康复，但慢性乙型肝炎预后较差。少数慢性乙型肝炎患者发生肝硬化、肝细胞癌，即"乙肝三部曲"：慢性乙型肝炎→肝硬化→肝细胞癌。乙型肝炎病毒破坏肝脏细胞引起肝硬化发展过程见图 6-2-2。

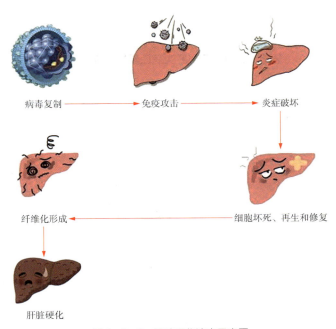

图 6-2-2　肝脏硬化演变示意图

知识点四：慢性乙型肝炎的流行过程

传染病的流行过程就是传染病在人群中的发生、发展和转归的过程。流行过程的发生需要有三个基本条件，包括传染源、传播途径和人群易感性。我国是乙型肝炎高流行区，地区分布特征为农村高于城市，南方高于北方，西部高于东部，男性多于女性。有家庭聚集现象，婴幼儿感染多见。

1. 慢性乙型肝炎传染源

乙型肝炎患者和乙型肝炎病毒携带者是最主要的传染源。

2. 慢性乙型肝炎传播途径

乙型肝炎病毒经接触传播，主要是经血液、体液传播，母婴传播，性接触传播。乙型肝炎病毒常存在于乙型肝炎病毒携带者或乙型肝炎患者的血液、精液、阴道分泌物、唾液、汗液中，含病毒的血液或体液经静脉、黏膜、破损的皮肤进入机体而导致感染。

哪些途径不能传染乙型肝炎病毒？

3. 易感人群

（1）乙肝表面抗体阴性者。

（2）新生儿：新生儿一般不具有来自母体的乙肝表面抗体，所以新生儿普遍易感。

（3）婴幼儿：婴幼儿阶段是感染乙肝病毒最危险的时期，与母婴密切接触有关。

（4）15 岁以下未接种乙肝疫苗者。

（5）乙肝高危人群：医务人员、经常接触血液者、免疫功能低下者、易发生外伤者、乙肝表面抗原（HBsAg）阳性者的家庭成员及密切接触者、有多个性伴侣、静脉吸毒者等。

知识点五：慢性乙型肝炎的病原学检查

慢性乙型肝炎的病原学检查具有重要意义，医生可根据患者的症状、体征、病史、病原学检查进行疾病诊断，帮助选择合理的治疗方案。其病原学检查的内容包括乙肝表面抗原（HBsAg）和表面抗体（抗 HBs）、e 抗原（HBeAg）与 e 抗体（抗 HBe）、核心抗原（HBcAg）和核心抗体（抗 HBc），以及乙型肝炎病毒脱氧核糖核酸（HBV-DNA）。乙型肝炎病原学检查临床意义和"乙肝大三阳"和"乙肝小三阳"对照指标见表 6-2-1 和表 6-2-2。

表 6-2-1 乙型肝炎病原学检查临床意义

HBV 标志物	临 床 意 义
HBsAg（表面抗原）	HBV 感染 1~2 周后，血液中首先出现 HBsAg。HBsAg 本身只有抗原性，无传染性
抗 HBs（HBsAb）（表面抗体）	感染乙型肝炎或接种乙肝疫苗后出现，是保护性抗体，表示抗体会对乙型肝炎有免疫力
HBeAg（e 抗原）	提示病毒复制活跃，传染性强，与 HBV-DNA 有较强的相关性
抗 HBe（HBeAb）（e 抗体）	不是保护性抗体。多见于病毒复制处于静止状态，传染性降低
HBcAg（核心抗原）	提示病毒复制活跃，传染性强
抗 HBc（HBcAb）（核心抗体） ① 抗 HBc IgM ② 抗 HBc IgG	① 抗 HBc IgM 是乙型肝炎感染后较早出现的抗体。不是保护性抗体 ② 抗 HBc IgG 阳性，有两种情况：高滴度表示现症感染，低滴度表示既往感染。不是保护性抗体
HBV-DNA	HBV-DNA 含量高低与病毒传染性成正比，是反映病毒复制和传染性的"金指标"

表 6-2-2 "乙肝大三阳"和"乙肝小三阳"对照指标

HBV 标志物	大三阳	小三阳
HBsAg（表面抗原）	（＋）	（＋）
抗 HBs（HBsAb）（表面抗体）	（－）	（－）
HBeAg（e 抗原）	（＋）	（－）
抗 HBe（HBeAb）（e 抗体）	（－）	（＋）
抗 HBc（HBcAb）（核心抗体）	（＋）	（＋）

乙肝五项指标俗称"两对半"。包括：HBsAg 与抗 HBs、HBeAg 与抗 HBe、抗 HBc。

① "乙肝大三阳"：患者的血液、精液、阴道分泌液都具有较强的传染性。

② "乙肝小三阳"：患者是乙型肝炎病毒大球形颗粒感染，也具有传染性。

知识点六：慢性乙型肝炎的防护要点

1. 管理传染者

慢性乙型肝炎不可治愈，需要终身隔离；遵医嘱服用抗病毒药物；避免过度劳累及重体力劳动；戒烟戒酒；增加营养；减轻心理压力。

2. 切断传播途径

（1）防止血液、体液传播：注意个人卫生，不与他人共用牙具、刮面刀、注射器、针头等；餐具、洗漱用品专用，定时消毒；不到消毒不严格的场所理发、美容、穿耳、文眉、文身、修脚等；避免共用注射器。

（2）加强消毒、灭菌处理：尽量使用一次性用物，或做到一人一具，避免交叉和重复使用；按规定处置血液、体液、分泌物；严格处理污染物品，可采用煮沸、高压蒸汽灭菌，也可酌情选用环氧乙烷、戊二醛、过氧乙酸、碘伏、含氯消毒剂对患者血液、分泌物、血液污染物品、物品表面、生活垃圾、医疗废弃物进行消毒、处理。

（3）防止性传播：提倡安全性行为；及时诊治性病；避免无防护的性接触，HBsAg 阳性者有性接触时一定要使用安全套。

3. 保护易感者

接种乙肝疫苗是预防乙型肝炎病毒感染最有效的方法。

知识点七：慢性乙型肝炎的治疗要点

根据患者具体情况采用综合性治疗方案，包括一般治疗和药物治疗。一般治疗指合理的休息和充足的营养，保持乐观良好的心态。药物治疗主要帮助改善和恢复肝功能，调节机体免疫，抗肝炎病毒，抗纤维化等。抗肝炎病毒是治疗乙型肝炎的关键，它可以抑制乙型肝炎病毒复制，减少传染性，延缓和避免肝衰竭、肝硬化失代偿、肝细胞癌的发生。抗病毒药物有两类：一类是干扰素，优点是有固定疗程、不产生病毒耐药、具有调节免疫和抗病毒双重功效；一类是核苷类似物，优点是有效、易行、安全，但也有疗程不固定、易发生病毒耐药、停药后易复发等缺点，代表药物有拉米夫定、恩替卡韦等。

知识点八：慢性乙型肝炎患者的健康照护措施

1. 一般照护措施

休息是治疗护理乙型肝炎患者的重要措施。轻度乙型肝炎患者可适当休息，动静结合。中、重度乙型肝炎患者应卧床休息，照护人员协助生活照料。保持环境安静，减少声、光刺激，限制探视；护理操作动作要轻柔并集中进行，防止过多干扰患者，保证患者充分休息。

2. 饮食照护

营养均衡，多食瘦肉、鱼、牛奶、蛋等富含优质蛋白的饮食，摄入适量碳水化合物和脂肪，避免高热量、高脂肪饮食；戒烟、戒酒，促进肝功能恢复。

3. 药物照护

乙型肝炎患者用药期间，应完全遵医嘱用药，不可随意减药、停药。密切观察药物的效果及不良反应，及时告知医护人员。如注射干扰素可能有类流感综合征、骨髓抑制、焦虑抑郁等症状。

4. 病情观察

观察患者生命体征、神志、尿量、皮肤黏膜出血倾向、腹水、感染、皮肤黄疸等情况。观察患者营养状况。评估每日进食量，每日测量体重，监测红细胞计数、血红蛋白等反映营养状况的指标。

5. 心理照护

因乙型肝炎久病不愈，患者容易产生悲观、消极、愤怒等情绪，要对患者进行心理疏导，鼓励增强他们战胜疾病的信心。

任务实施

任务一 为王奶奶撰写健康照护计划

表 6-2-3 王奶奶健康照护计划

健康问题和照护目标	照 护 措 施
健康问题1:营养失调 照护目标:王奶奶营养状况改善,体重增加	1. 评估王奶奶的营养状况,包括体重测量、皮褶厚度测量、BMI值计算等。 2. 根据王奶奶的理想体重给予足够热量、高蛋白质的饮食,特别告知王奶奶戒烟戒酒。 3. 布置良好的休息与进餐环境(空气清新,安静,温、湿度适宜,室温18~20摄氏度,湿度50%~60%);进餐环境安静优美,食物烹饪色泽、香味俱全。
健康问题2:有传染的风险 照护目标:家庭其他成员未感染乙型肝炎	1. 对家属进行乙型肝炎疾病病因、症状、传染过程的相关知识宣教。 2. 告知家属注射乙肝疫苗的必要性和重要性;提醒家属定期检测疫苗注射效果。 3. 教会家属自我防护方法,如消毒防护,包括物品表面消毒、餐具用具消毒、一般环境消毒等,如防止体液、血液传播。
健康问题3:焦虑 照护目标:王奶奶焦虑较大减轻或消失,能积极面对疾病	1. 每周为老人做一次心理疏导,照护团队人员包括医生、护士、护理员、营养师等人员。 2. 联系社区工作人员和志愿者,多与王奶奶沟通交流,进行全方位健康宣教,取得王奶奶信任,获得其配合。 3. 王奶奶了解乙型肝炎的治疗和乙型肝炎病毒的传播方式,情绪缓和正确面对乙型肝炎,树立战胜疾病的信心。

任务二 为王奶奶进行餐具、环境及物品消毒

表 6-2-4 餐具、环境及物品消毒操作流程

流程	技术操作要求	示范
工作准备	1. 介绍照护情境。 2. 物品准备:齐全,含餐具、含氯消毒片(液)、手套、口罩、1 000毫升量杯、10毫升量杯、搅拌棒、大水桶、脸盆、试纸、记录贴纸。 3. 检查药片和试纸有效期。 4. 老年人准备:老年人状态良好,可以配合操作。 5. 环境准备:温、湿度适宜,光线明亮,空气清新,减少走动。 6. 个人准备:着装规范,规范洗手,并使用手消毒液消毒,戴口罩和橡胶手套。	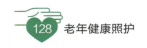 图 6-2-3 工作准备
沟通解释评估	1. 核对: (1) 问好、自我介绍、友好微笑、称呼恰当。 (2) 核对照护对象基本信息。 2. 介绍: (1) 介绍操作内容、目的、时间、方法或关键步骤。 (2) 介绍需要老年人注意和(或)配合的内容。	

(续表)

流程	技术操作要求	示范
	3. 询问： （1）老年人对照护过程是否存在疑问。 （2）对所处的环境是否满意，体位是否舒适，有无其他需求，是否可以开始操作。 4. 评估： （1）全身情况（精神状态、饮食、二便、睡眠等）。 （2）局部情况（肢体活动度、皮肤完整性情况等）。 （3）特殊情况评估。	
实施过程	1. 消毒液配置方法： 0.05％的含氯消毒液：将1片含氯消毒片（每片含500毫克有效氯）放入装有1000毫升的水桶内（或将10毫升浓度为5％的含氯消毒原液放入1000毫升水中），用搅拌棒搅匀待用。 0.1％的含氯消毒液：将2片含氯消毒片（每片含500毫克有效氯）放入装有1000毫升的水桶内（或将20毫升浓度为5％的含氯消毒原液放入1000毫升水中），用搅拌棒搅匀待用。 0.2％的含氯消毒液：将4片含氯消毒片（每片含500毫克有效氯）放入装有1000毫升的水桶内（或将40毫升浓度为5％的含氯消毒原液放入1000毫升水中），用搅拌棒搅匀待用。 2. 用试纸检测消毒液的浓度是否符合标准： （1）记录消毒液的配置时间、浓度、开始使用时间、有效期等，标注在容器外。 （2）整理台面，收拾用物，洗手。 3. 环境及物品消毒： （1）浸泡餐具、杯具：将适量配置好的消毒液倒入脸盆，将需要消毒的餐具、杯具（金属餐具禁用）浸泡在消毒液中，浸泡30分钟。浸泡30分钟后取出，及时用清水冲净后晾干。 （2）擦拭家具：向另一个水盆倒入消毒液，将抹布在水盆内浸湿、绞干；分别擦拭窗台、桌面、柜面、床头、床尾、房门及卫生间把手。再次将抹布放入水盆清洗、绞干，放回护理车上。 （3）消毒地面：将水桶内消毒液倒入拖把桶内，将拖把在拖把桶内浸湿、绞干。 （4）用消毒拖把从居室内侧向居室外侧拖地，直到门口。妥善放置拖把，开窗通风30分钟。 4. 整理用物： （1）将水盆内用过的消毒液倒入拖把桶，将拖把桶放入护理车下层，水盆放在拖把桶上，其他所用物品也分别摆放于护理车上。 （2）脱手套放在护理车上备用。用免洗洗手液洗净双手，帮助老年人摘下口罩，按医疗垃圾处理，安抚老年人休息。 （3）观察房间，确定房间干净整齐后，推护理车离开居室。 5. 老年人配合要点： （1）询问老年人感受。 （2）对能主动活动的老年人，护理员需护送至安全、温暖的环境，并且有人看护；对于活动不便的老年人，应为其佩戴口罩，让其闭上眼睛或戴眼罩。	配置消毒液 环境及物品消毒

(续表)

流程	技术操作要求	示范
	6. 配置消毒液注意事项： (1) 操作人员需要做好自身防护。 (2) 为保证消毒效果，消毒液应现用现配。 (3) 含氯消毒片(液)密封保存在阴凉、干燥、通风处，粉剂还需要防潮。 (4) 配置好的消毒液应当贴上标签，注明配置时间、开始使用时间、有效期等信息。	
	7. 针对本次操作，进行健康宣教： (1) 健康教育建议不少于 3 条。 (2) 要求通俗易懂，有针对性。	
整理记录	1. 询问老年人有无其他需求、是否满意(反馈)。 2. 整理各项物品。 3. 规范洗手。 4. 记录(不漏项)，汇报异常情况。	

任务三 为王奶奶进行环境紫外线消毒

表 6-2-5 环境紫外线消毒操作流程

流程	技术操作要求	示范
工作准备	1. 介绍照护情境。 2. 物品准备：齐全，紫外线灯(15 瓦、20 瓦、30 瓦、40 瓦)或紫外线消毒器(紫外线空气消毒器、紫外线表面消毒器和紫外线消毒箱)、手套、口罩、紫外线强度计、护目镜、防护服。 3. 检查紫外线消毒设备是否干净、没有灰尘。 4. 老年人准备：老年人状态良好，可以配合操作。 5. 环境准备：清洁干燥，温、湿度适宜，光线明亮，空气清新，电源电压稳定。 6. 个人准备：着装规范，规范洗手，并使用手消毒液消毒，必要时戴护目镜、穿防护服。	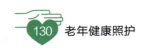 图 6-2-4 工作准备
沟通解释评估	1. 核对： (1) 问好、自我介绍、友好微笑、称呼恰当。 (2) 核对照护对象基本信息。 2. 介绍： (1) 介绍操作内容、目的、时间、方法或关键步骤。 (2) 介绍需要老年人注意和(或)配合的内容。 3. 询问： (1) 老年人对照护过程是否存在疑问。 (2) 所处的环境是否满意，体位是否舒适，有无其他需求，是否可以开始操作。 4. 评估： (1) 全身情况(精神状态、饮食、二便、睡眠等)。 (2) 局部情况(肢体活动度、皮肤完整性情况等)。 (3) 特殊情况。	

（续表）

流程	技术操作要求	示范
实施过程	1. 空气消毒： 首选紫外线空气消毒器，消毒 30 分钟；也可用室内悬吊式紫外线灯照射消毒，照射时间不少于 30 分钟。 2. 物品表面消毒： 首选便携式紫外线表面消毒器近距离移动照射；小件物品可放入紫外线消毒箱内照射；也可以使用紫外线灯照射，有效距离为 25～60 厘米，物品摊开或挂起，消毒时间为 20～30 分钟。 3. 液体消毒： 水内照射法或水外照射法，紫外光源应装有石英玻璃保护罩，水层厚度小于 2 厘米。 4. 整理用物： (1) 照射过程中产生臭氧对人体健康不利，照射完毕后开窗通风。 (2) 将紫外线设备收纳至原有位置。 5. 老年人配合要点： (1) 询问老年人感受。 (2) 对于能主动活动的老年人，护理员需护送至安全、温暖的环境，并且有人看护；对于活动不便的老年人，应为其佩戴口罩，闭上眼睛或戴眼罩。 6. 紫外线消毒的注意事项： (1) 保持灯管清洁，每 2 周 1 次用无水乙醇纱布轻轻擦拭以除去灰尘和污垢。 (2) 环境干燥，电源电压 220 伏，温度 20～40 摄氏度，湿度 40%～60%。 (3) 准确记录消毒时间，从灯亮 5～7 分钟后开始计时。 (4) 使用时间超过 1 000 小时需要更换灯管。 (5) 加强防护，紫外线对人的眼睛和皮肤有刺激作用，可引起眼炎或皮炎。 7. 针对本次操作，进行健康宣教： (1) 健康教育建议不少于 3 条。 (2) 要求通俗易懂，有针对性。	紫外线消毒
整理记录	1. 询问老年人有无其他需求、是否满意(反馈)。 2. 整理各项物品。 3. 规范洗手。 4. 记录(不漏项)，汇报异常情况。	

任务评价

登录复旦社云平台(www.fudanyun.cn)，搜索"老年健康照护"，下载评价表格进行评价。

评价反馈

课后拓展

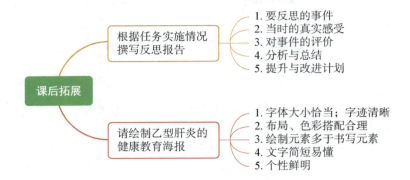

课后习题

扫码完成在线练习。

模块七
神经系统疾病的健康照护

模块导读

神经系统负责调节和控制身体的各种功能,它由中枢神经系统和周围神经系统组成。中枢神经系统主要包括大脑和脊髓,大脑分左右脑半球,通过胼胝体连接,大脑从外到里分别是大脑皮质、间脑、脑干、小脑。间脑包括丘脑、下丘脑和垂体;脑干包括中脑、脑桥、延髓。周围神经系统将中枢神经系统与身体的其他部分连接起来。它分为躯体神经和内脏神经。躯体神经包括躯体运动神经和躯体感觉神经;内脏神经包括内脏运动神经和内脏感觉神经,内脏运动神经包括交感神经和副交感神经。神经系统是人体内占有主导地位的调节系统,控制着全身其他各系统的功能活动,使机体成为一个有序的整体,以适应各种内外环境的变化。神经系统结构见图7-0-1。

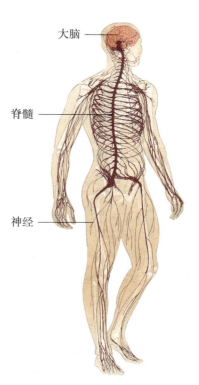

图7-0-1 神经系统示意图

神经系统是人体最精细、结构和功能最复杂的系统之一。神经系统疾病具有起病急、病情重、症状广泛而复杂的特点,是发病率和致残率较高的疾病。随着医学的发展和人们生活方式的转变,神经系统疾病谱发生了变化,帕金森病、阿尔茨海默病等老年神经系统疾病的发病率呈日益增多的趋势,脑血管疾病的发病有年轻化倾向。影响神经系统疾病的主要相关因素包括遗传、感染、高血压、糖尿病、动脉粥样硬化。神经系统疾病的症状包括头痛、眩晕、意识障碍、言语障碍、感觉障碍、运动障碍。由于病变的性质、范围不同,体征可完全正常或出现明显异常。神经系统疾病的检查有血液检查、腰椎穿刺、超声检查、影像学检查(CT、MRI)、脑电图、肌电图等。本模块神经系统常见疾病的健康照护主要介绍帕金森病老年人的健康照护和阿尔茨海默病老年人的健康照护,具体见图7-0-2。

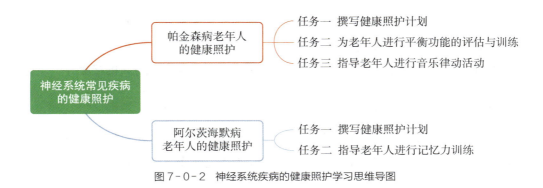

图7-0-2 神经系统疾病的健康照护学习思维导图

项目一　帕金森病老年人的健康照护

学习目标

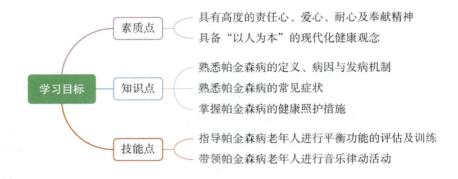

- 素质点
  - 具有高度的责任心、爱心、耐心及奉献精神
  - 具备"以人为本"的现代化健康观念
- 知识点
  - 熟悉帕金森病的定义、病因与发病机制
  - 熟悉帕金森病的常见症状
  - 掌握帕金森病的健康照护措施
- 技能点
  - 指导帕金森病老年人进行平衡功能的评估及训练
  - 带领帕金森病老年人进行音乐律动活动

情境案例

基本信息：吴爷爷，男，80岁，169厘米，66千克，小学文化，普通退休工人。喜爱吃腌制食品、甜水果、红烧肉。20年前确诊患有高血压、高脂血症。

疾病史：20年前确诊患有高血压、高脂血症。

目前情况：一个月前吴爷爷出现左手震颤、无力，不能持重物；进餐时手抖经常打翻饭菜；流涎较多，吞咽困难；走路起步困难，肌肉僵硬，步伐不稳，吴爷爷因害怕跌倒不敢独自外出，情绪不佳，不爱说话；晚上入睡困难，睡后易醒，白天精神不佳。经医院检查确诊患有帕金森病，医嘱予以左旋多巴和金刚烷进行治疗。

根据吴爷爷的身体情况，请完成以下照护任务：

任务一　为吴爷爷撰写健康照护计划

任务二　指导吴爷爷进行平衡功能的评估与训练

任务三　带领吴爷爷进行音乐律动活动

任务分析

知识点一：帕金森病的定义

帕金森病又称"震颤麻痹"，是脑内黑质和纹状体的神经介质多巴胺含量显著减少或变性引起的一种神经系统退行性疾病，多见于60岁以上老年人。

帕金森病的病因不明。目前的研究表明与年龄老化、遗传易感性和环境毒素的接触等因素有关。

知识点二：帕金森病的主要症状

帕金森病的临床表现有运动症状和非运动症状两大类。运动症状主要包括静止性震颤、运动迟缓、肌强直和姿势平衡障碍等，见图7-1-1。非运动症状包括感觉障碍、睡眠紊乱、自主神经功能障碍及精神异常等。

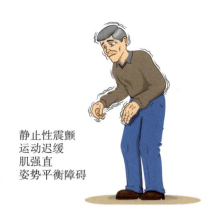

图 7-1-1 帕金森病的运动症状

静止性震颤
运动迟缓
肌强直
姿势平衡障碍

1. 运动症状

（1）静止性震颤：常为首发症状，多始于一侧上肢远端，静止位时出现或明显，随意运动时减轻或停止，紧张或激动时加剧，入睡后消失。典型表现是拇指与屈曲的食指呈搓丸样动作。

（2）肌强直：多从一侧的上肢或下肢的近端开始，逐渐蔓延至远端、对侧和全身的肌肉。四肢、躯干、颈部肌强直可使患者出现特殊的屈曲体姿，表现为头部前倾、躯干俯屈、肘关节屈曲、腕关节伸直、前臂内收、髋及膝关节略微弯曲。有患者肢体肌肉强直明显，可出现铅管样强直或齿轮样强直。

（3）运动迟缓：随意运动减少，动作减少、笨拙。由早期手指精细动作如解或扣纽扣、系鞋带等动作缓慢，逐渐发展成全面性随意动作减少、迟钝，晚期因合并肌张力增高致起床、翻身均有困难。

（4）姿势平衡障碍：在疾病早期，表现为走路时患侧上肢摆臂幅度减小或消失，下肢拖曳。随病情进展，步伐逐渐变小、变慢，在启动、转弯时步态表现尤为明显，自行坐位、卧位起立时困难。有时行走中全身僵住，不能动弹，称为"冻结"现象。有时迈步后，以极小的步伐越走越快，不能及时止步，称为"前冲步态"或"慌张步态"。

2. 非运动症状

（1）感觉障碍：早期即可出现嗅觉减退，中晚期常有肢体麻木、疼痛。

（2）睡眠紊乱：夜间多梦，伴大声喊叫、肢体舞动。

（3）自主神经功能障碍：临床常见，如便秘、多汗、溢脂性皮炎等。吞咽活动减少可导致流涎。疾病后期也可出现性功能减退、排尿障碍或体位性低血压。

（4）精神异常：近半数患者伴有焦虑或抑郁。15%～30%的患者在疾病晚期发生幻视、幻觉、认知功能障碍甚至痴呆。

知识点三：帕金森病的主要治疗方法

帕金森病治疗原则为减轻症状、减少并发症、延长寿命和提高生活质量。主要治疗方法是药物治疗，也可以进行运动、音乐、放松法等非药物治疗，必要时可辅以手术治疗。常见治疗药物有以下几种：

（1）左旋多巴：复方左旋多巴是治疗帕金森病最基本、最有效的药物。左旋多巴可以通过血脑屏障，之后在脑内转化为多巴胺而发挥抗帕金森病作用。注意使用左旋多巴需禁服维生素 B_6。

（2）多巴胺受体激动剂：可直接激动脑内多巴胺受体而发挥作用，适用于早期帕金森病患者，也可与复方左旋多巴联用治疗中晚期患者。常用的药物有普拉克索、吡贝地尔缓释片、罗匹尼罗、罗替高汀贴片。

（3）抗胆碱能药：通过减少乙酰胆碱的产生，选择性阻断纹状体的胆碱能神经通路，使其与多巴胺在低水平上保持相对平衡,从而改善帕金森病症状。抗胆碱能药物有苯海索等。

（4）金刚烷胺药:金刚烷胺是抗帕金森病药物中的多面手,进入脑组织后可促进释放多巴胺,或延缓多巴胺的代谢而发挥作用,能改善帕金森病的运动症状。

知识点四:帕金森病的主要照护措施

1. 日常生活安全照护

主要对衣、食、住、行方面进行照护。

（1）衣:选择容易穿脱、前襟为敞开式的衣物,避免需要系鞋带的鞋子。

（2）食:当老年人手指抖动厉害时,可使用适老化餐具辅助进食或人工辅助进食(图7-1-2);当老年人嗓音出现嘶哑或声音变小、言语不清时,需考虑其是否有吞咽困难,防止进餐时出现呛咳或噎食;当老年人流涎过多时,可指导其使用吸管和鼓励其细嚼慢咽。注意少食多餐,低盐低脂,补充膳食纤维和维生素,食用适量牛奶和豆制品预防骨质疏松症。多摄取酪氨酸含量高的食物,如芝麻、南瓜子、杏仁、脱脂牛奶等,促进体内多巴胺合成。

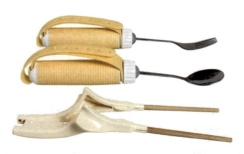

图7-1-2 帕金森病老年人的适老化餐具

（3）住:注意环境安全,室内尽量减少家具的摆放,浴室、厨房、走廊内可以适当安装一些安全扶手,并酌情安放防滑地垫。

（4）行:帕金森病老年人行走时,应及时帮助其移开障碍物,走路时可备一根手杖,外出时最好有人陪伴,防止跌倒。帕金森病老年人主要助行辅助器具见图7-1-3。

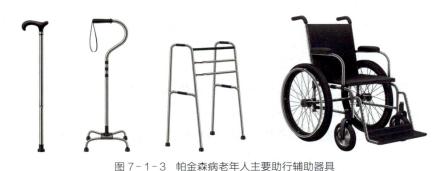

图7-1-3 帕金森病老年人主要助行辅助器具

2. 心理照护

多关怀帕金森病老年人的生活,帮助其排遣负面情绪,重拾生活的勇气和战胜疾病的信心。鼓励其积极参加社交活动及健康锻炼,开阔眼界,培养生活情趣。保证充足良好的睡眠,对抑郁、入睡困难、白天嗜睡等症状,可以通过药物来予以改善。

3. 药物照护

帕金森病老年人长期服药过程中可能出现"开关现象""剂末现象"和"异动症",当出现此类症状应向其做好解释作用;服用药物后应密切观察疗效与不良反应,尤其注意使用左旋多巴期间应禁服维生素B_6。

开关现象、剂末现象与异动症

4. 康复照护

根据不同行动障碍进行相应的康复或运动训练,如慢走、太极拳、有氧运动等。对于姿势平衡障碍者,可指导其主动调整身体重心,踏步走,根据视觉提示、听口令、听音乐或拍拍子行走,必要时可以使用助行器协助,做好防护。关节僵硬明显者,可指导其每天晨起时做关节活动度训练。日常可以进行基本动作训练,包括坐下、起立、卧床、起床、床上翻身等。

任务实施

任务一 为吴爷爷撰写健康照护计划

表 7-1-1 吴爷爷的健康照护计划

健康问题和照护目标	照 护 措 施
健康问题1:进食困难和流涎较多 照护目标:保证饮食营养均衡,不发生噎食意外;流涎减少且不发生口角炎	1. 指导吴爷爷购买适老化餐具帮助进食或协助吴爷爷进食(喂饭);保证吴爷爷进餐量和营养充足。 2. 注意饮食低盐低脂,补充充足膳食纤维和维生素、蛋白质。进餐时须有专人照看,防止吴爷爷进餐时出现呛咳或噎食。 3. 吴爷爷流涎过多时,须及时为其清洁口角,并涂抹护肤膏或护肤油来保护皮肤。 4. 遵医嘱按时按量正确给药,减少手抖、吞咽困难、流涎等症状。
健康问题2:情绪不佳 照护目标:情绪好转,能乐观面对疾病	1. 每周为吴爷爷做一次心理疏导,照护团队人员包括医生、护士、照护员、营养师等人员。 2. 联合社区工作人员和志愿者,多与吴爷爷沟通交流,进行全方位健康宣教,取得吴爷爷信任,获得其配合。 3. 帮助吴爷爷了解帕金森病的治疗和护理方法,缓和其情绪,引导其正确面对疾病,树立控制疾病的信心。 4. 带领吴爷爷和其他老年人建立"疾病互诉小组",共同释放疾病带来的压力,相互鼓励,共同树立面对疾病的勇气。
健康问题3:有跌倒的风险 照护目标:无跌倒发生	1. 观察吴爷爷居住环境,酌情进行适老化环境改造,确保地面防滑无积水、通道无障碍。 2. 进行健康宣教,提高吴爷爷防跌意识,衣服、裤子松紧适宜,鞋子、袜子合脚;进行补钙,防治骨质疏松症。 3. 指导吴爷爷在服用降压药物、抗帕金森病药物后,注意缓慢变化体位,防止体位性低血压,不多服、少服及漏服降压药,并定期监测血压,定期复诊,防止血压变化大。 4. 必要时给吴爷爷配备一根随行的手杖,控制吴爷爷的身体平衡。 5. 改善肌力,定期进行平衡功能评估,每天坚持运动和平衡功能训练。

任务二 指导吴爷爷进行平衡功能的评估与训练

表 7-1-2 指导老年人进行平衡功能的评估与训练操作流程

流程	技术操作要求	示范
工作准备	1. 介绍照护情境。 2. 物品准备:齐全,含靠背椅、小球、笔和记录单。 3. 环境准备:温、湿度适宜,光线明亮,空气清新。 4. 老年人准备:老年人状态良好,可以配合操作。 5. 个人准备:着装规范,规范洗手,并使用手消毒液消毒。	图 7-1-4 工作准备

(续表)

流程	技术操作要求	示范
沟通解释评估	1. 核对： (1) 问好、自我介绍、友好微笑、称呼恰当。 (2) 核对照护对象基本信息。 2. 介绍： (1) 介绍操作内容、目的、时间、方法或关键步骤。 (2) 介绍需要老年人注意和(或)配合的内容。 3. 询问： (1) 老年人对照护过程是否存在疑问。 (2) 所处的环境是否满意,体位是否舒适,有无其他需求,是否可以开始操作。 4. 评估： (1) 全身情况(精神状态、饮食、二便、睡眠等)。 (2) 局部情况(肢体活动度、测量侧皮肤情况等)。 (3) 特殊情况(训练前30分钟内有无剧烈运动等)。 5. 平衡能力评估： (1) 静态平衡。 ① 老年人睁眼保持坐位,闭眼保持坐位。 ② 老年人睁眼保持立位,闭眼保持立位。 ③ 老年人双足足跟碰足尖站立。 ④ 老年人单脚交替支撑站立。 (2) 动态平衡。 ① 老年人保持坐位、立位,照护员推动老年人让其头、颈、上肢、躯干在移动的情况下保持平衡。 ② 老年人足跟碰足尖走直线,走标记物。 ③ 老年人侧方走、倒退走、走圆圈及绕过障碍物行走等。	沟通解释评估
实施过程	1. 坐位平衡训练： (1) 照护员坐在老年人患侧,一手放在患侧腋下,另一手放在健侧腰部,将老年人身体重心拉向自己。 (2) 照护员坐于老年人后侧,协助老年人做躯干前屈、后伸、左右侧屈等动作。 (3) 照护员坐于老年人前方,让老年人用手拍打照护员的手掌,通过照护员手掌在空间的位置不同,训练老年人躯干前屈、后伸及旋转动作。 (4) 照护员站在老年人前方,向老年人抛出小球让其用手抓住,通过照护员向不同方向抛出物体,训练老年人躯干前屈、后伸及旋转动作。 2. 站位平衡训练： (1) 老年人保持站位,照护员站于老年人患侧,从侧方、前方或后方等不同的方向推动老年人,逐渐增加推动的力度和幅度,增大训练的难度。 (2) 老年人保持站立位,照护员站于老年人患侧,老年人足保持不动,老年人独立完成身体重心转移、躯干屈曲、伸展、左右侧屈及旋转运动,并保持平衡。 3. 注意事项： (1) 随时观察和询问老年人感受,如有不适立即停止并休息。 (2) 量力而为,根据老年人身体耐受力选择合适的训练方式。 (3) 训练要循序渐进,持之以恒,训练过程中不断鼓励和表扬老年人的表现。	平衡功能训练

(续表)

流程	技术操作要求	示范
	4. 针对本次操作,进行健康宣教: (1) 健康教育建议不少于3条。 (2) 要求通俗易懂,有针对性。	
整理记录	1. 询问老年人有无其他需求、是否满意(反馈)。 2. 整理各项物品。 3. 规范洗手。 4. 记录(不漏项),汇报异常情况。	图7-1-5 整理记录

任务三 带领吴爷爷进行音乐律动活动

表7-1-3 带领帕金森病老年人进行音乐律动活动操作流程

流程	技术操作要求	示范
工作准备	1. 介绍照护情境。 2. 物品准备:齐全,包含椅子、笔、水杯、纸巾、老花镜、歌单、音响等。 3. 环境准备:温、湿度适宜,光线明亮,空气清新。 4. 自身准备:着装干净整洁,仪容大方,洗净双手。 5. 老年人准备:老年人状态良好,可以配合操作。	图7-1-6 工作准备
沟通解释评估	1. 问好、自我介绍: 友好微笑、称呼恰当、举止得体、礼貌用语、开启话题自然。 2. 核对并沟通: (1) 核对床号、姓名。 (2) 与老年人交流,向老年人解释,取得配合。 3. 询问: (1) 老年人对照护过程是否存在疑问。 (2) 对所处的环境是否满意,体位是否舒适,有无其他需求,是否可以开始操作。 4. 评估: (1) 全身情况(精神状态、饮食、二便、睡眠、血压等)。 (2) 局部情况(肢体活动度、测量侧皮肤情况等)。 (3) 特殊情况(肢体情况等)。	
实施过程	1. 指导老年人进行唱歌前声带准备,询问老年人对歌曲的喜好。 2. 将歌词交给老年人,让老年人熟悉歌词。 3. 照护员依次示范演唱歌曲,每次不宜太多。 4. 照护员引导老年人学唱每一句歌曲。 5. 照护员带领老年人一起唱,让老年人开心。	操作视频 音乐律动活动

(续表)

流程	技术操作要求	示范
实施过程	6. 对老年人的良好表现及时提出表扬和鼓励，维持歌唱活动的兴趣和信心。 7. 活动中观察或询问老年人反应，如有不适立即停止活动并安排休息。 8. 根据老年人身体情况及训练计划，在合适时间结束活动。 9. 帮助老年人喝水休息，将座椅归位备用。 10. 指导老年人阅读、记忆歌词。	
整理记录	1. 询问老年人有无其他需求、是否满意（反馈）。 2. 整理各项物品。 3. 规范洗手。 4. 记录（不漏项），汇报异常情况。	图 7-1-7 整理记录

任务评价

登录复旦社云平台（www.fudanyun.cn），搜索"老年健康照护"，下载评价表格进行评价。

课后拓展

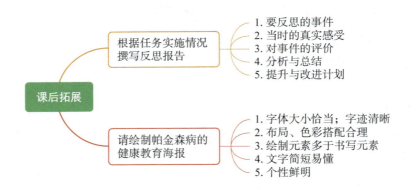

课后习题

扫码完成在线练习。

项目二 阿尔茨海默病老年人的健康照护

学习目标

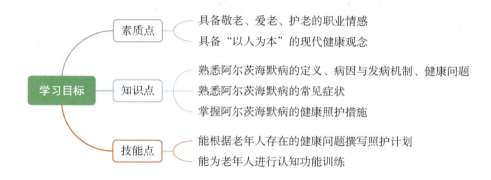

情境案例

基本信息：王奶奶，77岁，155厘米，60千克，中专文化、退休前为中学教师，南方人，喜爱甜食。王奶奶患有高血压10年，脑出血1年，左侧肢体活动正常，右侧肢体活动不利。

目前情况：现入住养老机构，近年来记忆力越来越差。经常丢三落四，常常找不到自己的物品；经常手上拿着钥匙却四处寻找钥匙；东西也经常随处乱放，却常常责怪别人把屋子弄得乱七八糟。现在王奶奶不爱说话、活动，半夜经常醒来，易发脾气。

请完成以下照护任务：

任务一　为王奶奶撰写健康照护计划

任务二　协助王奶奶进行认知功能训练

任务三　协助王奶奶制作记忆相册

任务分析

知识点一：阿尔茨海默病

阿尔茨海默病（AD），又称老年性痴呆，是一种原因不明，表现为认知功能减退和精神行为异常（人格改变）的退行性、进行性中枢神经系统疾病。痴呆有几种类型，阿尔茨海默病是老年期最常见的痴呆类型，占老年期痴呆的50%～70%。

阿尔茨海默病的病因迄今未明。从目前研究来看，可能引起该病的因素和假说多达30余种，如家族史、头部外伤、甲状腺疾病、病毒感染、免疫系统进行性衰竭、机体解毒功能削弱、慢病毒感染，以及低教育水平、丧偶、独居、经济困难等社会、心理因素等均可成为发病诱因。

知识点二：阿尔茨海默病的常见症状

阿尔茨海默病起病缓慢或隐匿，持续进行性发展，主要表现为认知功能减退和精神行为异常。根据疾病严重程度可分为痴呆前阶段和痴呆阶段。

1. 痴呆前阶段

痴呆前阶段仅有极轻微的记忆力减退、学习和保存新知识的能力下降,其他认知能力如注意力、语言能力和视觉空间能力也可出现轻度受损,不影响日常生活能力,不出现精神异常(人格改变)。

2. 痴呆阶段

此阶段患者认知功能损害明显,导致日常生活能力下降,出现不同程度的精神行为异常。痴呆阶段根据认知损害和精神行为异常的程度,又可分为轻、中、重度。

(1) 轻度:表现为近事记忆力减退明显;分析、思考、判断力下降,难以处理复杂的问题,社交困难;时间、定向障碍;言语词汇少,命名困难。

(2) 中度:表现为远、近记忆均严重受损,日常生活功能严重受损。在个人生活如穿衣、个人卫生以及保持个人仪表方面需要帮助;时间、地点定向障碍,难以独立进行室外活动;不能计算、分析,可出现失语、失用和失认;出现明显精神行为异常,如随地大小便、抓人打人、骂人。

(3) 重度:表现为生活完全不能自理,完全依赖他人。严重记忆力丧失,仅存片段的记忆;日常生活不能自理,大小便失禁,肢体僵直。查体可见锥体束征阳性,有强握、摸索、吸吮等原始反射。最终昏迷,一般死于感染等并发症。

知识点三:阿尔茨海默病的治疗要点

阿尔茨海默病迄今仅限于症状治疗,通过早发现、早诊断、早治疗,可延缓病情进展和改善认知功能。治疗药物以神经代谢复活剂为主,可运用胆碱能药物、神经肽类药物、改善脑循环的药物。若伴随有精神症状,使用药物注意以小量为原则。

对轻症老年人,重点加强心理支持与行为指导,鼓励其参加适当的活动和锻炼,并辅以物理疗法、作业疗法、记忆和思维训练及康复训练,提高生活质量。对重症老年人,加强护理,注意营养、预防感染,提高生存质量。

知识点四:阿尔茨海默病的主要照护措施

1. 日常生活护理

(1) 对于早中期患有阿尔茨海默病生活自理有缺陷的老年人,应根据情况给予部分或全补偿性帮助。督促老年人尽量按时自行完成穿衣、洗漱、进食、梳头、如厕等日常事宜,鼓励并赞扬其参加力所能及的活动。

(2) 对于晚期阿尔茨海默病老年人,应给予全补偿性帮助,要有专人照顾。注意饮食营养均衡,喂食时避免呛咳引起肺部感染;对于长期卧床者,要定时为其翻身、清洁,以预防压疮及并发感染;做好大小便护理,鼓励老年人多饮水,增加尿量,注意保持尿道和会阴部的清洁,若有留置导尿管,则更要注意预防尿路感染。

2. 认知功能障碍的护理

(1) 协助老年人确认现实环境。帮助确认所住地址,房间、卫生间等现实环境。老年人房间及使用的物品、储柜等,用明显的标识标明,便于识记。房间色彩要明快、活泼,有温馨感,不宜采用冷色调。个人生活用品、桌椅等家居用品须固定位置。房间内的布置和物品摆设尽量不移动,且不放老年人未见过的物品,以减少其辨认环境的困难和错误。

(2) 诱导正向行为。尽可能随时纠正或提醒老年人正确的时间、地点、人物等,诱导其向正向行为改变。

(3) 坚持带领老年人进行认知功能训练(认知练习常用器具如图7-2-1)。①记忆训练：鼓励老年人回忆过去生活经历，帮助其认识目前生活中的真实人物与事件；②智力锻炼：如进行

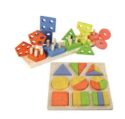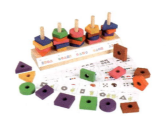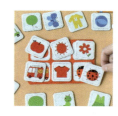

图7-2-1 认知练习常用器具

拼图游戏，让老年人对一些图片、实物、单词作归纳和分类；③理解和表达能力训练：在讲述一些事情后，提一些问题让老年人回答，也可以让其解释一些词语的意义；④社会适应能力训练：如针对日常生活中可能遇到的问题，提出来让老年人解决；训练形成日期、时间概念；⑤数字概念和计算能力的训练：如计算日常生活开支费用，较差者，可计算物品的数量等。

3. 行为异常老年人的护理

(1) 对于躁动不安的老年人，可采取以下护理措施：进行语言沟通时，讲话速度要慢，音调轻柔，建立良好的人际关系；提供适宜的环境，减少感知觉刺激，分散老年人注意力；遵医嘱给予抗躁动药物。

(2) 对有攻击性行为的，如尖叫、诅咒等，甚至是打、踢、咬、推、拉等的，可采取以下护理措施：努力找出最直接的原因，关注老年人感受，不要感到愤怒或烦恼，不要把其行为当作是针对自己的。检查周围环境，适当进行改善。鼓励其尝试一些放松的活动，通过音乐、按摩或者锻炼使情绪平息下来。把注意力转移到其他活动。降低危险，尽可能避免受到伤害。

4. 安全管理

(1) 环境管理：对于运动障碍者，应注意保持地面的平整、防滑，设法消除台阶，固定并保持地毯平整。厕所中要选用坐便器，墙壁上安装把手，帮助老年人保持身体平衡。床不宜过高，最好设有扶手架，便于老年人安全上下，防止坠床。家具高度适宜，尽可能减少镜子、玻璃等。

(2) 物品管理：注意危险物品的管理，防止意外事故的发生。尽可能不让老年人直接接触电线、电器开关、热水瓶、煤气等日常物品，注意熄灭火种、关闭煤气开关，并妥善保管药品。

(3) 外出管理：老年人外出活动或散步时应有家人陪同，并佩戴写有老年人及其保护人的名字、家庭住址、电话号码的卡片或手环，以助迷路或走失时被人送回。

5. 心理调适

(1) 关心、理解老年人：在帮助、护理阿尔茨海默病老年人时，照顾者的真诚最重要。对待老年人要特别亲切、耐心，并注意老年人的情绪变化，以保护老年人的自尊心。

(2) 沟通技巧：与阿尔茨海默病老年人谈话时，语调要低、温和；语速要慢，清晰地说出每个字；语句要简短，使用名词，不用代名词；在每次交谈之前，尊敬称呼老年人且说出自己的身份；最好重复关键词并用手势。

6. 照顾者的支持与护理

建议阿尔茨海默病老年人住在熟悉的环境里，由熟悉的人来照顾。照护人员对老年人的家庭及照顾者给予支持。

(1) 指导照顾者及家属合理应对：为了缓解长期照顾患阿尔茨海默病老年人所带来的紧张情绪和压力，照顾者及家属要学会放松自己，合理休息，以保持良好的身心健康。对老年人要进行合理安排，若老年人尚能自我照顾，则可让其住在家里，利用家庭照顾机构进行家庭照护；对于晚期阿尔茨海默病老年人，则需要让他们住进医院或专门机构，由专业人员照顾。

(2) 帮助照顾者及其家属寻找社会支持：虽然阿尔茨海默病是进行发展的，但有些老年人的认知减退是可以改善的。照护者要帮助寻找社会支持，并组织阿尔茨海默病老年人的家庭成员进行交流、相互支持。

任务实施

任务一 为王奶奶撰写健康照护计划

表 7-2-1 王奶奶健康照护计划

健康问题和照护目标	照 护 措 施
健康问题1：认知功能障碍 照护目标：王奶奶记忆力未再明显下降	1. 评估。采用《简易智能精神状态检查表(MMSE)》评估王奶奶的认知能力。 2. 与王奶奶建立信任关系。尊重、理解和体贴老年人，为老年人创造安静、安全的环境，建立规律的生活习惯。 3. 王奶奶找不到东西时，可帮助其寻找或转移注意力。 4. 记忆训练。通过认知功能训练、记忆相册，维持王奶奶的记忆功能。 5. 王奶奶症状加重时，及时报告医生，遵医嘱处理。
健康问题2：右侧肢体活动障碍 照护目标：王奶奶坚持康复训练，右侧肢体活动能力有所提高	1. 与康复师、老年人能力评估师合作，评估王奶奶的肌力、关节活动度、自理能力等。 2. 根据评估结果，安排合适等级的照护，鼓励王奶奶自理自立，对于其无法完成的工作，可协助其完成。 3. 通过《Morse跌倒风险评估量表》评估跌倒风险，做好安全照护工作，从环境、运动、生活、用药、健康教育等方面做好预防跌倒的措施。 4. 在康复师的指导下进行右侧肢体的康复训练，训练内容随着王奶奶肌力的恢复及自主活动能力提高及时调整。 5. 鼓励王奶奶参与养老机构的康乐活动。 6. 通过《Bathel指数评定量表》定期评价王奶奶的自理能力。
健康问题3：爱发脾气 照护目标：王奶奶情绪稳定，能积极面对疾病	1. 每周为老年人做一次心理疏导，照护团队人员包括医生、护士、护理员、营养师等人员。 2. 心理安抚。耐心倾听老年人的感受，并注意老年人的情绪变化，以保护老年人的自尊心。 3. 在康复师、照护员的指导下进行记忆力训练和肢体康复训练。在康复训练过程中多鼓励和表扬王奶奶，增强其自信心。

任务二 协助王奶奶进行认知功能训练

表 7-2-2 老年人认知功能训练操作流程

流程	技术操作要求	示范
工作准备	1. 介绍照护情境。 2. 物品准备：齐全，如动物、数字、加减乘除符号卡片彩图数张，笔和记录本等；能满足完成整个操作，性能完好。 3. 环境准备：温、湿度适宜，光线明亮，空气清新。 4. 老年人准备：老年人状态良好，可以配合操作。 5. 个人准备：着装规范，规范洗手，并使用手消毒液消毒。	图 7-2-2 工作准备
沟通解释评估	1. 核对： (1) 问好、自我介绍、友好微笑、称呼恰当。 (2) 核对照护对象基本信息。 2. 介绍： (1) 介绍操作内容、目的、时间、方法或关键步骤。 (2) 介绍需要老年人注意和(或)配合的内容。	沟通解释评估

(续表)

流程	技术操作要求	示范
	3. 询问： （1）老年人对照护过程是否存在疑问。 （2）所处的环境是否满意，体位是否舒适，有无其他需求，是否可以开始操作。	
	4. 评估： （1）全身情况（如神志、情绪、意愿、认知功能、活动能力等） （2）局部情况（结合案例具体情况）	
实施过程	1. 记忆力训练： （1）准备工作。 取出彩图，如各种动物图片，摆放在便于沟通的合适位置，并向老年人展示，引导老年人做好训练的心理准备。 （2）瞬间记忆训练。 将各种卡片反面向上，取出一张如青蛙图片，让老年人识别是什么动物。当老年人能正确识别以后，可立刻将彩图正面向下，要求老年人回忆刚才看到的是什么，以训练感觉记忆也称为瞬间记忆。重复以上步骤2～3次。如能顺利完成，给予鼓励和表扬。 如老年人注意力转移或者不耐烦，采取有效措施吸引其注意力，如更换其有兴趣的图片等。 当老年人识别不清时，可适当提醒，让老年人复述，直至记住。 （3）短时记忆训练。 当老年人能够正确识别多张彩图并进行瞬间回忆时，可将刚刚识别的彩图正面向下，让老年人回忆并回答刚才看到了什么，以训练短时记忆。再将刚刚识别的水果彩图正面向上，让老年人找出正确的图片，以加强短时记忆。 其间，要密切观察老年人情绪，如有烦躁，立即停止或转移注意力。对老年人的良好表现及时提出表扬和鼓励，维持老年人进行训练的兴趣。	记忆力训练
	2. 计算力训练： （1）准备工作。 取出数字及加减乘除符号卡片摆放在合适的位置，便于和老年人沟通及展示卡片，引导老年人做好识别的心理准备。 （2）卡片的识别和排序。 要求老年人先做数字识别，将所有数字按0～9的顺序排列整齐。若老年人排列有误时，可以提醒并要求老年人对识别不清的数字进行复述，直至能够记忆；若老年人正确识别数字，可以任意抽取一张数字卡片，要求老年人回忆。 （3）计算能力训练。 让老年人取出两个数字，识别两个数字相加是多少。识别有误时可以提醒，并要求复述，直至能够记忆。 让老年人将数字按两位数组合，识别其中一组数字比另一组数字大多少、小多少、总和是多少，要求复述，直至能够记忆。识别有误时可以提醒。 如果活动顺利，可以加大难度，对老年人进行"乘、除"训练。	计算力训练

(续表)

流程	技术操作要求	示范
	（4）更多计算能力训练。 如果老年人不能识别数字,可以进行数字再认或练习数数。 如果老年人对数字训练感觉厌烦,可使用数塑料球、数筷子、数小玩具、数钱等方式;或将塑料球、筷子、小玩具、钱等分成两堆,让老年人分辨每堆是多少,这一堆和另一堆相比多了多少或少了多少的办法,对老年人进行计算能力训练。在反复的练习数数的过程中,加强老年人对数字的敏感性。 活动过程中要观察、询问老年人的感受。如有不适,及时安排休息。对老年人的良好表现及时提出表扬和鼓励,以维持其进行活动的兴趣。 训练结束时,指导老年人自己整理数字卡片,摆放整齐,放回固定位置备用,以促进老年人自我训练和自我管理的能力。	
	3. 思维能力训练: （1）准备工作。 取出卡片,按照类别摆放在合适的位置,便于和老年人沟通及展示,引导老年人做好识别物品的心理准备。 （2）识别和记忆训练。 先打开其中一盒卡片,指导老年人识别其中一类物品,例如:分别对文具卡片中的钢笔、铅笔、橡皮、尺子等进行识别。若老年人识别有误,应及时提醒,并要求复述,直至其能够全部记忆,然后再任意抽取其中一张卡片让老年人识别来复习。 再为老年人打开另一盒卡片,指导识别另一类物品,如对动物卡片中的小猫、小狗、青蛙、蝴蝶、蜻蜓等进行识别。若识别有误,应进行提醒并要求复述,直至能够记忆,然后再任意抽取其中一张卡片,让老年人识别、复述、记忆。 指导老年人依次对其他物品卡片进行识别并记忆。 （3）思维能力训练。 待老年人能够顺利识别所有物品卡片以后,可将卡片打乱,指导老年人对卡片上所示的物品进行分类。例如,按文具类、水果类、动物类、蔬菜类进行分类整理。识别、分类有误时,应及时给予提醒,并要求其复述,直至能够记忆。 训练活动要根据老年人认知能力,逐渐增加需要识别和分类物品的种类和个数,要循序渐进,慢慢进行,避免急于求成。如难度增加,引起老年人情绪急躁,兴趣降低,应及时调整方案,并鼓励和安抚老年人;对老年人的良好表现及时提出表扬和鼓励,以维持其进行训练的兴趣。征求老年人是否继续的意见,按照意愿继续或停止训练。训练结束时,指导老年人自己分类整理卡片,摆放整齐,放回固定位置备用,以促进老年人自我训练和自我管理的能力。 此外,活动过程中,要注意观察、询问老年人感受,必要时帮助其喝水或大小便,如有不适,应立即停止并安排休息。	思维能力训练
	4. 针对本次操作,进行健康宣教: （1）健康教育建议不少于 3 条。 （2）要求通俗易懂,有针对性。	健康宣教

(续表)

流程	技术操作要求	示范
整理记录	1. 询问老年人有无其他需求、是否满意(反馈)。 2. 整理各项物品。 3. 规范洗手。 4. 记录(不漏项),汇报异常情况。	图 7-2-3 整理记录

任务三 协助王奶奶制作记忆相册

表 7-2-3 协助制作记忆相册操作流程

流程	技术操作要求	示范
工作准备	1. 介绍照护情境。 2. 物品准备:齐全,能满足完成整个操作,含相册、照片等。 3. 环境准备:温、湿度适宜,光线明亮,空气清新。 4. 老年人准备:老年人状态良好,可以配合操作。 5. 个人准备:着装规范,规范洗手,并使用手消毒液消毒。	图 7-2-4 工作准备
沟通解释评估	1. 核对: (1) 问好、自我介绍、友好微笑、称呼恰当。 (2) 核对照护对象基本信息。 2. 介绍: (1) 介绍操作内容、目的、时间、方法或关键步骤。 (2) 介绍需要老年人注意和(或)配合的内容。 3. 询问: (1) 老年人对照护过程是否存在疑问。 (2) 老年人对所处的环境是否满意,体位是否舒适,有无其他需求,是否可以开始操作。 4. 评估: (1) 全身情况(精神状态、饮食、二便、睡眠等)。 (2) 局部情况(肢体活动度、手指的协调性等)。	沟通解释评估
实施过程	1. 根据挑选的照片引导老年人诉说往事。 提问应具体涉及: (1) 照片发生的时间。 (2) 照片发生的地点。 (3) 照片内涉及的人物。 (4) 特别的事件。 2. 引导或协助老年人备注照片的关键信息。 (1) 照片发生的时间。 (2) 照片发生的地点。 (3) 照片内涉及的人物。	

(续表)

流程	技术操作要求	示范
	（4）特别的事件。 3. 协助老年人将照片及备注内容固定在相册内页。 （1）分步骤讲解。 （2）示范。 （3）用言语和行为鼓励老年人。 （4）不替代老年人完成活动。 4. 与老年人总结此次活动。 （1）询问老年人感受，感谢老年人的支持与配合。 （2）预约下一次训练的时间。 5. 针对本次操作，进行健康宣教。 （1）健康教育建议不少于3条。 （2）要求通俗易懂，有针对性。	操作视频 制作相册 操作视频 健康宣教
整理记录	1. 询问老年人有无其他需求、是否满意（反馈）。 2. 整理各项物品。 3. 规范洗手。 4. 记录（不漏项），汇报异常情况。	图7-2-5 整理记录

任务评价

登录复旦社云平台（www.fudanyun.cn），搜索"老年健康照护"，下载评价表格进行评价。

课后拓展

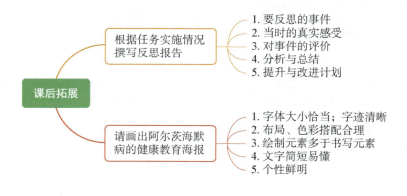

课后习题

扫码完成在线练习。

模块八

感觉器官相关疾病的健康照护

模块导读

感觉器官是神经系统中处理感觉信息的部分器官。感觉器官包括身体皮肤、眼、耳、鼻、舌。感觉器官的功能是将刺激的物理化学特性转变为神经冲动,产生触觉、嗅觉、味觉、听觉和视觉等多种感觉。其结构见图8-0-1。

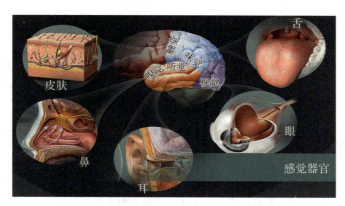

图8-0-1 感觉器官示意图

随着年龄的增长,老年人感觉器官的生理功能明显减退。视觉方面:老年人角膜上皮干燥、角膜透明度降低、角膜变平、屈光力减退,引起远视和散光、视力下降;晶状体调节功能和聚焦功能逐渐减退,视近物能力下降,出现老视;晶状体中非水溶性蛋白质逐渐增多,致晶状体混浊、透光度减弱,出现老年性白内障;晶状体悬韧带张力降低,使晶状体前移,有使前房角关闭的可能,房水回流受阻,导致眼压升高,易诱发青光眼;晶状体对紫外线的吸收增强,对红、绿光的感觉减退;视网膜可出现脉络膜变厚和眼底动脉硬化,视网膜周边带变薄,黄斑变性造成视力减退;老年人视觉减退的同时对分辨远近物体的相对距离(深度视觉)的能力下降,导致判断地砖或台阶高度失误而易摔倒,发生意外。听觉方面:老年人外耳道皮脂腺、皮肤毛囊、耵聍腺萎缩,分泌减少,致耵聍干而固结,易患耵聍栓塞,可造成老年人暂时性听力下降;老年人对高频音的听力减弱,逐渐地听中、低频率的声音受到影响,称为老年性重听。味觉和嗅觉方面:老年人的味蕾逐步萎缩,数量减少,对酸、甜、苦、辣的敏感性降低,对咸味更迟钝;老年人嗅神经数量逐渐减少、萎缩、变性,嗅觉不敏感导致食欲减退,对危险环境如有害气体、变质食物等的敏感性也降低,会导致老年人对危险处境的辨别能力下降。触觉方面:老年人神经细胞缺失,神经传导速度减慢,老年人对温度、压力、疼痛等的感觉减弱,不能很好地执行精细动作,导致日常生活活动产生困难,如剪指甲、系鞋带、系扣子、开锁等;对一些危险的环境,如过热的电热器、水、烤火炉、热水袋等的感知度降低,易发生烫伤等安全隐患。由此可见,老年照护工作者应重视老年人的感官系统疾病的照护,提高老年人的生活质量,减轻家庭和社会的负担。

本模块感觉器官常见疾病的健康照护学习内容具体见图8-0-2。

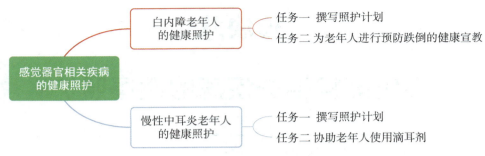

图8-0-2 感觉器官常见疾病的健康照护学习思维导图

项目一 白内障老年人的健康照护

学习目标

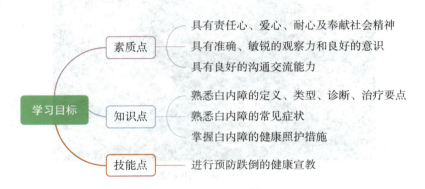

情境案例

基本信息：王奶奶，61岁，丧偶，育有两女。性格温和，生活习惯良好。双眼视力逐渐下降五年余。入住医养结合机构。

目前状况：诊断为双眼年龄相关性白内障。体检查视力，右眼0.1，左眼0.3，双眼角膜透明，前房2CK，周边前房<1/3CK，晶状体白色皮质性混浊，眼轴长21.2毫米，眼压13毫米汞柱。医生建议行白内障摘除手术。王奶奶视物模糊，生活不能完全自理。

请完成以下照护任务：

任务一 为王奶奶撰写健康照护计划

任务二 为王奶奶进行预防跌倒的健康宣教

任务分析

知识点一：年龄相关性白内障的定义

年龄相关性白内障又称老年性白内障，是多种因素引起晶状体代谢紊乱、晶状体蛋白质变性而发生混浊，光线无法投射在视网膜上，导致以视力下降为主要症状的一种疾病。

年龄相关性白内障是最为常见的白内障类型，多见于50岁以上的中、老年人。

知识点二：年龄相关性白内障的常见症状

通常累及双眼，但发病时间与进展程度可不一致，主要症状是渐进性无痛性视力下降，可伴有眩光感、单眼复视、近视度数增加，部分患者可继发青光眼，严重的会导致晶状体脱位，甚至失明。

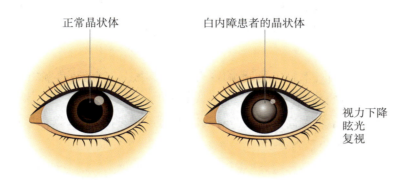

图 8-1-1　正常晶状体与白内障患者晶状体对比

知识点三：年龄相关性白内障的病因

引起年龄相关性白内障的病因有多种，它是晶状体老化后的退行性改变，是多种因素综合作用的结果。年龄、职业、性别、紫外线辐射、糖尿病、高血压和营养不良等均是白内障的危险因素。

知识点四：年龄相关性白内障的诊断

典型老年性白内障症状，单眼或双眼无痛性、渐进性视力下降。裂隙灯检查可见透明的晶状体变混浊。在散大瞳孔后，以检眼镜或裂隙灯活体显微镜检查晶状体，根据晶状体混浊的形态和视力情况可以作出明确诊断。

知识点五：年龄相关性白内障的治疗要点

1. 药物治疗

多年来人们对白内障的病因和发生机制进行了大量研究，针对不同的病因学说应用不同的药物治疗白内障。尽管目前临床上有包括中药在内的十余种抗白内障药物在使用，但其疗效均不十分确切。

2. 手术治疗

手术治疗是各种白内障的主要治疗手段。手术方法有白内障针拨术、白内障囊内摘除术、白内障囊外摘除术、超声乳化白内障吸除术、人工晶状体植入术。通常采用在手术显微镜下施行的白内障超声乳化术或白内障囊外摘除术，联合人工晶状体植入术，可以获得满意的效果。

知识点五：年龄相关性白内障的健康照护措施

1. 术前照护

（1）一般护理：对于视力障碍的患者，要加强巡视，做好安全教育；根据患者的自理能力，及时给予必要的帮助；在其床头悬挂"防跌倒"标识。详细为患者介绍居住环境，特别是暗室、浴室等容易跌倒的地方要加强提示；将患者生活用品放置在固定位置，将呼叫器置于患者身边，并教会患者使用。提供充足的光线，通道无障碍物。保证床挡及卫生间防滑垫、扶手等安全设施齐全，并教会患者使用。

(2) 心理照护:需态度热情、服务周到、耐心答疑;评估患者心理状态,适时给予心理疏导。

(3) 术前宣教:针对性地讲解疾病的相关知识、术前各项检查的目的、泪道及结膜囊冲洗的意义等,并注意同患者互动;讲解术中配合的注意事项,指导患者训练双眼固视。年龄相关性白内障手术为复明手术,对施行人工晶状体植入术者,术后视力会有明显提高,应嘱其保持情绪稳定,避免术后情绪激动而引起并发症。对未施行人工晶状体植入术者,应告知其配镜后亦能达到较好的矫正视力。对于患有眼底疾病、糖尿病、眼外伤等术后视力恢复欠佳者,术前应提示术后效果。

2. 术后照护

(1) 一般照护:患者术后当日术眼包扎,影响视力,应对其做好安全教育,嘱患者注意防坠床,防跌伤。患者到暗室检查,或到浴室等容易跌倒的地方,应有人陪同。

(2) 术眼照护:遵医嘱给予患者局部点眼药膏或滴眼剂治疗,遵守无菌操作原则;注意观察患者术眼敷料渗血、渗液情况,并随时更换敷料,保持其干燥。

(3) 健康教育:指导患者勿用手揉眼,注意用眼卫生。指导患者术后当日宜取平卧位,1天后可自由体位,禁烟酒、浓茶、辛辣刺激性食物。指导患者术后3个月内勿突然低头、弯腰,防止术眼碰伤,避免重体力劳动和剧烈活动;注意保暖,预防感冒、咳嗽,防止便秘。教会患者滴眼药和涂眼膏的正确方法。嘱患者不宜长时间用眼,宜多休息,外出时戴防护眼镜。严格按医嘱门诊随访,若出现头痛、眼痛、视力下降、恶心、呕吐等症状,立即就诊。嘱患者手术3个月后屈光状态稳定时,验光配镜。

任务实施

任务一　为王奶奶撰写健康照护计划

表 8-1-1　王奶奶的健康照护计划

健康问题和照护目标	照 护 措 施
健康问题1:知识缺乏 照护目标:王奶奶能正确进行自我保健	1. 饮食照护: 禁烟酒、浓茶、辛辣刺激性食物。 2. 生活照护: (1) 避免重体力劳动和剧烈活动。 (2) 注意保暖,预防感冒、咳嗽,防止便秘。 (3) 教会王奶奶使用滴眼药和涂眼膏的正确方法;嘱王奶奶不宜长时间用眼,多休息,外出时戴防护眼镜。 (4) 严格按医嘱门诊随访,若出现头痛、视力下降、恶心、呕吐等症状,立即就诊。
健康问题2:有受伤的危险 照护目标:王奶奶安全意识提高、未发生跌倒等意外	1. 对王奶奶要加强巡视,做好安全教育。 2. 根据王奶奶的自理能力,及时给予必要的帮助。 3. 床头悬挂"防跌倒"标识。详细为王奶奶介绍居住环境,特别是暗室、浴室等容易跌倒的地方要加强提示。 4. 固定放置王奶奶的生活用品,将呼叫器置于王奶奶身边,并教会其使用。 5. 提供充足的光线,保证通道无障碍物。 6. 床挡及卫生间防滑垫、扶手等安全设施齐全,并教会老人使用。
健康问题3:有感染的危险 照护目标:王奶奶未发生感染	1. 用药照护: (1) 遵医嘱给予王奶奶局部点眼治疗:糖皮质激素和抗生素滴眼,每日4~6次,持续2周。 (2) 每天临睡前,用快速短效散瞳药散瞳。持续1~2周。

(续表)

健康问题和照护目标	照 护 措 施
	2. 健康宣教： 向王奶奶及家属讲解有关的护理常识，要保持个人卫生，勤洗手，禁止用手揉眼；避免负重与剧烈运动；保持大便通畅；洗头洗澡时，不要让脏水流入眼内，避免引发感染。

任务二　为王奶奶进行预防跌倒的健康宣教

表 8-1-2　为老年人进行预防跌倒的知识宣教操作流程

流程	技术操作要求	示范
工作准备	1. 介绍照护情境。 2. 物品准备：齐全，含记录单、笔、免洗手消毒凝胶、毛巾、水杯、治疗盘等；检查用物是否能正常使用。 3. 环境准备：温、湿度适宜，光线明亮，空气清新。 4. 老年人准备：老年人状态良好，可以配合操作。 5. 个人准备：着装规范，规范洗手，并使用手消毒液消毒。	图 8-1-2　物品准备
沟通解释评估	1. 核对： (1) 问好、自我介绍、友好微笑、称呼恰当。 (2) 核对照护对象基本信息。 2. 介绍： (1) 介绍健康宣教的内容、时长。 (2) 介绍需要老年人注意和(或)配合的内容。 (3) 询问老年人对沟通解释过程是否存在疑问，并且愿意配合。 3. 评估： (1) 全身情况：神志、情绪、意愿、认知功能等。 (2) 局部情况：如活动能力等。 (3) 特殊情况。 4. 询问： (1) 老年人对照护过程是否存在疑问。 (2) 所处的环境是否满意，体位是否舒适，有无其他需求，是否可以开始操作。	沟通解释评估
实施过程	1. 居室环境： 老年人的生活环境整体布局要求"健康、安全、便利、无障碍"。 (1) 照明：卫生间、房间、床边及走廊是易跌倒的危险区域，应该特别提供足够的照明，夜间要配置照明装置。灯的设计应柔和、明亮，方便老年人使用，也确保其行走时的安全。 (2) 地板：地板应平坦、防滑，没有障碍物，保持干燥；拖地后，要告诉老年人等干了再行走，并设立警示牌；尽量避免东西四处堆放，尽量避免设计门槛。	预防跌倒知识宣教

(续表)

流程	技术操作要求	示范
	（3）室内家具摆设：家具应简单实用，拐角圆滑；床与膝关节等高，椅子、沙发厚重稳当，日用品固定摆放于易取之处。 （4）卫生间和浴室：卫生间地板上应放置防滑橡胶垫，坐便器一边或两边可安装扶手。易跌倒的高危老年人如厕应有护工协助。老年人洗澡时最好使用防滑凳，将洗漱用品放到伸手可及的地方。 （5）对色彩的选择：老年人的房间宜用温暖的色彩，多用淡雅颜色可防老年性痴呆。整体颜色不宜太暗，地面采用与墙壁反差较大和比较稳重的色彩。 2. 日常起居行动： （1）老年人穿着要合身、舒适和宽松。鞋子的选择非常重要，一般来说，选择合脚、防滑和不笨重的橡胶底的鞋子。 （2）起步站稳再走，变换体位时要慢。平时活动遵循"三个半分钟原则"，即醒后平躺半分钟再起床、起床后坐半分钟再站立、站立半分钟后再行走，以防止直立性低血压晕厥发生。避免重体力活动、高处拿东西等危险活动，外出有人陪伴。 （3）如果医生建议需要使用手杖或助行架，不要因为不服老或者不好意思的心态而不用。合适的手杖可以帮助老年人保持身体平衡，减轻双腿的负担。 3. 运动锻炼： 有规律的锻炼或功能训练，有防止老年人跌倒的作用。运动应量力而行，循序渐进，运动形式及内容应符合老年人的特点，并结合个人兴趣及活动能力选择不同的运动。如平衡操、八段锦及太极拳等，有利于提高老年人姿势的稳定性和协调性，从而减少跌倒的发生率。建议每周五次，每次 30 分钟。 4. 跌倒后处理： 若老年人即将发生摔倒，建议其用手肘或手臂撑住地面，减少受伤面积。跌倒后老年人不要立即起身，平躺在原地，尽量利用周边物品发出声响引起他人注意，让他人协助拨打 120。	
整理记录	1. 询问老年人有无其他需求、是否满意。 2. 记录健康宣教时间、内容、效果等。 3. 遵守感染控制和管理要求，包括废弃物处理、个人防护及手卫生等。	图 8-1-3 整理记录

任务评价

登录复旦社云平台（www.fudanyun.cn），搜索"老年健康照护"，下载评价表格进行评价。

课后拓展

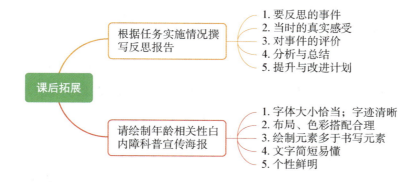

课后习题

扫码完成在线练习。

项目二　慢性中耳炎老年人的健康照护

学习目标

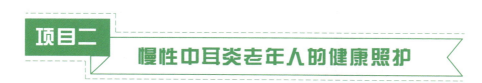

情境案例

基本信息：张爷爷,75岁,入住爱心养老机构2年余,初中文化、退休工人,性格开朗大方,不爱运动。

疾病史：张爷爷患有左耳慢性中耳炎30余年,耳朵不定期出现疼痛、耳鸣,左耳听力明显减弱。

目前状况：近1周,张爷爷左耳出现耳痛、耳流脓、耳鸣、听力下降等症状,影响睡眠和食欲,白天精神不佳、体重有所下降。目前遵医嘱需滴入消除炎症类滴耳药,以治疗耳部疾病。

根据张爷爷的身体情况,请完成以下照护任务：

任务一　为张爷爷撰写健康照护计划

任务二　用滴耳剂为张爷爷滴耳

任务分析

知识点一：慢性中耳炎定义

慢性中耳炎是中耳黏膜、骨膜或深达骨质的慢性化脓性炎症，常与慢性乳突炎合并存在。多因急性化脓性中耳炎延误治疗或治疗不当、迁延而成。病程一般超过 6 到 8 周，以反复患耳流脓、鼓膜穿孔及听力下降为主要临床特点。慢性中耳炎感染发作缓慢，但破坏性很大，能够造成永久性伤害。因此，及早发现及早治疗是十分重要的，特别是老年人应积极防治本病。

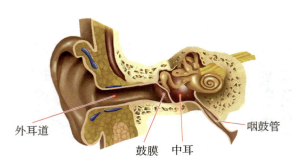

图 8-2-1　耳部解剖结构图

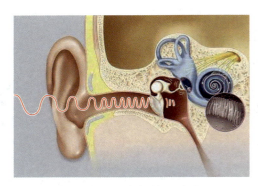

图 8-2-2　声音传播示意图

知识点二：慢性中耳炎的常见症状

慢性中耳炎常以耳内间断或持续性流脓、鼓膜穿孔、听力下降为主要临床表现，严重时可引起颅内、颅外的并发症。

1. 耳道流脓

耳道流脓是本病的主要常见症状。可为黏液、黏脓或纯脓性，甚至伴有异臭味。

2. 听力下降

病情越重，听力下降越明显，如果患者中耳腔内有肉芽、息肉或胆脂瘤的话，听力下降会更严重，甚至出现耳聋。

3. 耳鸣

部分患者出现耳鸣。

4. 并发症

可分为颅外并发症和颅内并发症。颅外并发症有：①各种脓肿。如耳后骨膜下脓肿、颞肌下脓肿、外耳道后壁脓肿等，在局部可摸到很软的包块，红肿、疼痛剧烈，并有高烧。②面瘫。面神经距中耳腔很近，若造成损伤，就会引起口眼歪斜。③迷路炎。如果炎症向内侵犯，进入内耳会引起迷路炎，导致眩晕和恶心、呕吐等。颅内并发症有：脑膜炎、脑膜外脓肿及脑脓肿，甚至会危及生命。

知识点三：慢性中耳炎的病因

（1）急性化脓性中耳炎迁延不愈。这是慢性中耳炎产生最主要的原因，当身体抵抗力差、致病菌毒力过强，急性中耳炎治疗不及时、用药不当，均可能迁延为慢性中耳炎。

（2）耳周慢性病灶发展而来。鼻腔、鼻窦、咽部炎症等也是导致中耳炎反复发作向慢性发展的另一原因。

慢性中耳炎的常见致病菌为变形杆菌、铜绿假单胞菌、大肠杆菌、金黄色葡萄球菌等。

知识点四：慢性中耳炎的治疗方法

慢性中耳炎的治疗原则是控制感染、通畅引流、尽可能恢复听力、避免疾病复发。慢性中耳炎多数是可以治愈的，但容易复发。治疗方法包括药物治疗和手术治疗。

1. 药物治疗

主要指抗生素治疗和耳道局部用药。

（1）抗生素治疗：这是治疗慢性中耳炎最重要的方法。在医生的建议下使用合适的抗生素药物，一般需要连续使用7～10天。

（2）耳道局部用药：用3%过氧化氢溶液彻底清洗外耳道及鼓室的脓液，用棉签拭干，局部使用抗菌药物滴耳剂，如氧氟沙星滴耳液、环丙沙星滴耳液、利福平滴耳液、复方氯霉素滴耳液等。

2. 手术治疗

手术是慢性中耳炎的重要治疗手段。多数的中耳炎只要发现及时，是可以通过保守（药物）治疗治愈的，但是如果分泌性中耳炎病程超过三个月或鼓膜穿孔，长期流脓，则需要尽早手术，以免引起不可逆的并发症。手术方法有鼓膜穿刺抽液、鼓膜切开置管，如反复发作迁延不愈者可考虑同时行咽鼓管球囊扩张术。

知识点五：慢性中耳炎的主要照护措施

1. 一般照护

避免熬夜、饮酒、抽烟，不良生活方式会降低身体抵抗力，增加中耳感染的几率。日常生活中要保证良好的作息和规律的生活，养成好的习惯。

2. 耳部照护

（1）保持耳部干燥清洁：保持耳部干燥可以预防慢性中耳炎的发生。洗澡、洗头时尽量避免水分进入耳朵。避免用掏耳勺、棉棒等掏耳，这些操作都可能将外面的细菌带到外耳甚至中耳里面去。

（2）避免长时间用耳：长时间用耳可能会加重慢性中耳炎的症状。建议减少用耳的时间，尤其是减少待在高分贝嘈杂环境中的时间。

3. 健康教育

（1）遵医嘱用药，坚持治疗：中途停止治疗是中耳炎长期不愈甚至转为慢性的原因之一。一定要在医生评估、确认中耳内没有炎症后再考虑停药。建议每半年或一年进行一次耳部检查。

（2）积极治疗上呼吸道感染：因为中耳与鼻腔、咽腔相通，当上呼吸道（鼻咽喉）感染时存在大量细菌的时候，病原体就很容易进入中耳腔内，如果不及时治疗的话容易诱发中耳炎。

（3）规律锻炼，增强身体免疫力：指导老年人注意膳食均衡，坚持锻炼，可以预防慢性中耳炎的发生。

4. 心理照护

情绪或精神紧张、忧郁、过度疲劳等均可加重耳部疾病，而疾病本身又可使老年人出现不良的情绪和心理状态，相互影响，出现恶性循环。养老照护员应鼓励老年人保持良好的情绪和心理状态，可减轻或缓解耳部疾病痛苦。

任务实施

任务一 为张爷爷撰写健康照护计划

表 8-2-1 张爷爷健康照护计划

健康问题和照护目标	照 护 措 施
健康问题1：耳朵舒适的改变——耳痛、耳鸣、听力下降 照护目标：张爷爷耳痛、耳鸣等症状减轻或消除	1. 遵医嘱协助张爷爷使用抗生素治疗。遵医嘱帮助张爷爷正确服用抗生素药物，一般需要连续使用7~10天，观察用药效果。 2. 耳道局部用药：协助张爷爷用3%过氧化氢溶液彻底清洗外耳道及鼓室的脓液，用棉签拭干，局部使用抗菌药物滴耳剂。 3. 必要时进行手术治疗：保守治疗无效后，可根据医嘱进行手术治疗。照护人员做好解释工作、术前术后的照护工作。 4. 健康教育和心理照护：向张爷爷讲解中耳炎的基本知识、治疗方法和照护要点，帮助其树立面对疾病的信心。
健康问题2：营养失调 照护目标：张爷爷营养状况改善，体重增加	1. 每周与营养师一同评估张爷爷的营养状况1次，包括体重测量、皮褶厚度测量、BMI值计算等。 2. 与营养师共同制定营养食谱，根据张爷爷的理想体重，以促进其症状减轻并消退为目的，合理、均衡地分配各种营养物质。宜吃清淡、易咀嚼、易消化、营养丰富的食物。 3. 禁食腥荤发物，如鸡、鱼、蟹、韭菜等，这些食物容易生热化火，使炎症扩展，加重中耳炎。 3. 带领张爷爷锻炼身体，提高身体素质，积极预防和治疗上呼吸道感染。
健康问题2：睡眠不佳 照护目标：张爷爷睡眠质量改善	1. 遵医嘱使用止痛药，帮助缓解疼痛、失眠。 2. 遵医嘱按时、按量予以治疗，协助张爷爷睡前清理外耳道的分泌物，然后局部用抗生素滴耳液。 3. 穴位辅助缓解疼痛：当张爷爷耳朵疼痛时，可以指导其按压耳门穴。耳门穴可以降浊清浊、开窍明目、清热活络，缓解中耳炎和外耳道疼痛。 4. 布置安静、舒适的睡眠环境，保持适宜的温、湿度。

任务二 用滴耳剂为张爷爷滴耳

表 8-2-2 为老年人滴耳药水操作流程

流程	技术操作要求	示范
工作准备	1. 介绍照护情境。 2. 物品准备：齐全，给药单、治疗盘内放滴耳药、消毒棉球、棉签、污物杯、纸巾等。 3. 环境准备：温、湿度适宜，光线明亮，空气清新。 4. 老年人准备：老年人平卧于床上，状态良好，可以配合操作。 5. 个人准备：衣帽整洁、着装规范；规范洗净双手，用手消毒液消毒并温暖双手；戴口罩。	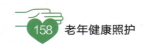 图 8-2-3 工作准备
沟通解释评估	1. 核对用药单： 核对老年人姓名、床号、用药的时间、药物、使用方法及剂量。 2. 核对： （1）问好、自我介绍、友好微笑、称呼恰当。 （2）核对照护对象基本信息。	

(续表)

流程	技术操作要求	示范
沟通解释评估	3. 介绍： (1) 向老年人介绍用药的时间、药物、使用方法及剂量。 (2) 介绍需要老年人注意和(或)配合的内容。 4. 询问： (1) 老年人对照护过程是否存在疑问。 (2) 所处的环境是否满意，体位是否舒适，有无其他需求，是否可以开始操作。 5. 评估： (1) 全身情况（精神状态、饮食、二便、睡眠等）。 (2) 局部情况（耳道情况等）。 (3) 特殊情况（吞咽功能等）。	沟通解释评估
实施过程	1. 确认部位和安置体位： (1) 询问确认左右耳单耳滴药，还是双耳滴药。 (2) 观察给药侧有无干痂，用棉棒清洁耳道内分泌物。 (3) 协助老年人取坐位或半卧位。 (4) 头偏向一侧，患侧耳在上，健侧耳在下。 2. 清洁耳道： (1) 用棉签蘸，将耳道内分泌物清理干净。 (2) 将污染棉签放入污物杯内。 3. 再次核对： (1) 再次核对老年人的姓名、给药单、药物。 (2) 将滴耳剂瓶盖打开，盖口向上放在治疗盘内。 4. 滴药： (1) 用左手将老年人耳部向后上方轻轻牵拉，使耳道变直。 (2) 用右手持药液瓶，将掌根轻置于耳旁（滴药前，先将药瓶在手中捂一会儿，当药液温度与体温接近时摇匀使用，以免引起内耳反应）。 (3) 将药液沿耳道后壁滴入耳道内 3～5 滴（或遵医嘱）。 5. 滴药后处理： (1) 轻轻按压耳屏，使药液进入中耳。 (2) 操作中询问老年人有无不适。 6. 老年人配合要点： (1) 询问老年人感受。 (2) 叮嘱老年人保持体位 1～2 分钟后，协助取舒适体位，询问观察老年人用药后的反应。 7. 操作后处理： (1) 服药后再次查对所服药物。 (2) 整理床单位，清理用物，处理污物。 8. 针对本次操作，进行健康宣教： (1) 健康教育建议不少于 3 条。 (2) 要求通俗易懂，有针对性。	滴药 健康宣教

（续表）

流程	技术操作要求	示范
整理记录	1. 询问老年人有无其他需求、是否满意(反馈)。 2. 整理各项物品。 3. 规范洗手。 4. 记录(不漏项)，汇报异常情况。	 图8-2-4 整理记录

任务评价

登录复旦社云平台(www.fudanyun.cn)，搜索"老年健康照护"，下载评价表格进行评价。

课后拓展

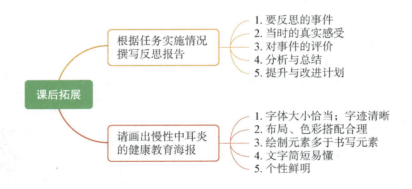

课后习题

扫码完成在线练习。

模块九

泌尿生殖系统疾病的健康照护

模块导读

泌尿生殖系统是泌尿系统和生殖系统的统称。泌尿系统是人体的重要组成部分，负责排泄新陈代谢废物、调节体液平衡和维持机体的稳定性。泌尿系统由肾脏、输尿管、膀胱、尿道组成。肾脏经肾动脉获得丰富的血液供应，使其能够过滤体内的代谢产物和多余水分；膀胱是一个肌肉器官，功能是存储尿液，容量因人而异，但通常可容纳 400～600 毫升的尿液；尿道是连接膀胱和身体外部开口的管道，男性的尿道较长具有输送尿液和输送精液的双重功能，女性的尿道较短，仅输送尿液。排尿的过程涉及膀胱肌肉的收缩，这会迫使尿液通过尿道并排出体外。位于膀胱底部和尿道内的括约肌根据需要打开和关闭来控制尿液流动。泌尿系统结构见图 9-0-1。

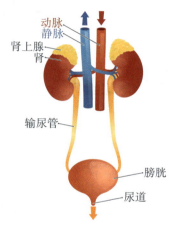

图 9-0-1 泌尿系统示意图

生殖系统分为男性生殖系统和女性生殖系统。男性生殖系统包括睾丸、附睾、输精管、射精管、尿道、阴茎、前列腺、辅助腺、尿道球腺，其中睾丸是男性的主要生殖器官。女性生殖系统包括女性的生殖器官和泌尿器官，女性生殖器官有卵巢（女性的主要生殖器官）、子宫、输卵管、阴道。

随着年龄增大，老年人泌尿生殖系统出现系列生理改变泌尿系统方面，老年人肾脏逐渐萎缩，肾血流量较青年人减少 30%～40%，肾皮质变薄，肾单位减少，肾血管发生粥样硬化改变，肾功能呈进行性下降，肾小球滤过率降低，肾小管的重吸收、排泌功能和尿液的浓缩稀释及酸化功能均下降，尿素清除率及肌酐清除率降低。膀胱的主要变化是肌肉萎缩、肌层变薄，纤维组织增生，膀胱容量减少。尿道纤维化、变硬，尿流速度减慢，尿潴留增加，膀胱抵抗细菌能力减弱，泌尿系统感染的发生率增加。生殖系统方面，男性睾丸逐渐萎缩，曲精小管的管腔变窄，小管间质纤维化，精子数量减少，分泌雄性激素能力及睾酮减少；前列腺出现腺体皱缩、腺泡塌陷、上皮细胞变矮、血供减少，前列腺肥大；尿道海绵体内的小梁有纤维组织增生，血管硬化，性功能降低。女性绝经后输卵管及子宫萎缩，腺体分泌减少，结缔组织增多，螺旋动脉几乎消失，外阴显著萎缩，阴道黏膜下结缔组织增多，变窄和缩短，黏膜苍白、干燥、皱襞消失，上皮层变薄，阴道杆菌产乳酸减少，抗感染能力下降。

因泌尿生殖系统出现结构改变、生理功能下降，老年人更容易出现泌尿和生殖系统疾病。老年人常见的泌尿生殖系统疾病有泌尿系统感染，前列腺疾病（如前列腺增生），泌尿系统肿瘤、结石等，常见症状有排尿改变、肿块、疼痛、肾性高血压、水肿、贫血等。本模块老年人泌尿生殖系统常见疾病的健康照护学习内容具体见图 9-0-2。

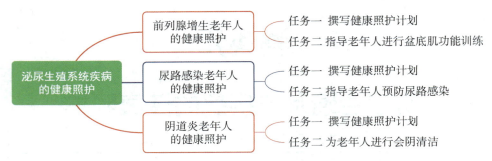

图9-0-2 泌尿生殖系统常见疾病的健康照护学习思维导图

项目一 前列腺增生老年人的健康照护

学习目标

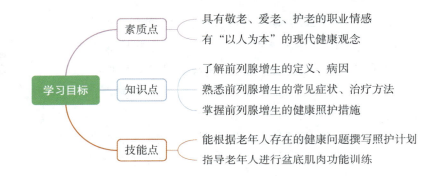

情境案例

基本信息：王爷爷，78岁，176厘米，75千克，本科文化，退休前为大学教授，饮食喜辛辣，荤素相对均衡，退休前一直抽烟、喝酒。

疾病史：既往有高血压病20余年，良性前列腺增生10余年。

目前情况：2周前间断出现小便困难，排尿不尽，且程度逐渐加重。甚至有时候因尿急憋不住而尿湿裤子，王爷爷为此焦虑不安。

请完成以下照护任务：

任务一　为王爷爷撰写健康照护计划

任务二　指导王爷爷进行盆底肌肉功能训练

任务分析

知识点一：良性前列腺增生定义

前列腺是男性特有的腺体，其主要功能是分泌前列腺液，它是精液的主要成分，帮助维持精子的活力。男性前列腺见图9-1-1。前列腺增生（BPH）又称良性前列腺增生，是因前列腺组织增生（又称肥大),压迫尿道,导致尿道梗阻,引起排尿困难为主要症状的一种慢性疾病。前列腺增生一般发生在40岁以后,发生率随年龄增长而增加,60~70岁男性人群中前列腺增生的发生率达50%,在泌尿外科住院患者中,它仅次于尿石症,居第2位。

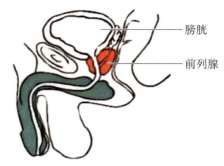

图9-1-1 男性前列腺示意图

知识点二:前列腺增生的常见症状

良性前列腺增主要危害是造成尿道机械性梗阻,前列腺增生程度不同,症状也不同。起初因膀胱、尿道的代偿功能,可无任何临床症状。随着前列腺组织不断增生,可出现一系列渐进性症状。

(1) 早期:前列腺增生梗阻尿道,患者出现尿频、尿急、排尿无力、排尿不尽、排尿时间延长等症状。不少患者出现夜尿次数增多,影响睡眠与休息。

(2) 中期:前列腺增生继续发展,尿道梗阻加重,患者出现明显的排尿困难,早期症状更明显。例如,尿频、尿急及夜尿频繁,排尿等待的时间延长,排尿时需借助腹压,排尿后尿不尽感增加,影响患者生活质量。

(3) 晚期:重度症状不仅是以上症状加重,还可能出现一些相关的并发症,比如急性尿潴留,继发尿路感染、膀胱结石、双侧肾积水以及肾功能减退等,个别大体积的前列腺增生患者还会出现明显的肉眼血尿。

知识点三:前列腺增生的病因

前列腺增生的发生受多种因素的影响,包括年龄、性激素、生活习惯、遗传因素等。

1. 年龄

随着年龄的增长,前列腺细胞的增殖速度加快,导致前列腺增生。年龄对于前列腺增生是一个不可避免的重要因素。

2. 遗传因素

遗传因素是前列腺增生的原因之一。如果个体的家族中有前列腺增生或前列腺癌史,个体患上前列腺增生的风险会明显增加。

3. 性激素平衡失调

前列腺是雄激素依赖性器官。双氢睾酮对前列腺的正常生长发育起促进作用,但同时也会导致前列腺增生等病理性改变。另外,老年男性血清睾酮水平下降,雌激素增加,雌/雄激素比例失调,也是导致前列腺增生发病的主要原因。因此,性激素的平衡对于维持前列腺健康非常重要。

4. 生活习惯

不良的生活习惯也是导致前列腺增生的重要因素之一。饮食不均衡、长期憋尿、饮酒过量等行为会增加前列腺增生的风险。高盐、高脂肪饮食以及缺乏运动都可能对前列腺健康产生不良影响。因此,保持良好的生活习惯对于预防前列腺增生也很重要。

5. 炎症和感染

前列腺炎症或感染也是引起前列腺增生的常见因素。炎症会导致前列腺组织肿胀,从而增加前列腺增生的可能性。所以,有前列腺炎症时应积极治疗。

知识点四:前列腺增生的治疗方法

1. 一般治疗

鼓励患者适当活动,增强体质,生活规律化;避免受凉、劳累、憋尿、大量饮酒及过度性生活等。

2. 药物治疗

药物治疗的短期目标是缓解因前列腺增生导致的下尿路症状，长期目标是能够延缓症状的进展。临床用于治疗前列腺增生的药物如下：

（1）α-受体阻滞剂：主要通过抑制分布在前列腺和膀胱颈部位平滑肌的肾上腺素能受体，从而达到松弛平滑肌的作用。平滑肌松弛以后，尿流通过膀胱颈及前列腺的时候就会变得容易。常用药物有盐酸坦索罗辛缓释胶囊等。

（2）5α-还原酶抑制剂：5α-还原酶抑制剂抑制睾酮向双氢睾酮转化，帮助缩小前列腺体积，治疗前列腺增生。常用药物有非那雄胺、度他雄胺。

通常都需要两种药物联合治疗，因为靠前者药物缩小前列腺体积、缓解症状需要很长一段时间才能见效，患者同时服用后者药物，可快速减轻排尿障碍。如有尿路感染者，表现为尿频、尿急、尿痛，可应用抗生素，如口服诺氟沙星等。

3. 手术治疗

当临床症状逐渐加重，保护治疗无效，效果每况愈下，患者屡发急性尿潴留、血尿、泌尿系统感染或者肾结石、肾积水时，应考虑手术治疗，经尿道前列腺电切除术（TURP）是目前标准的手术方法。

知识点五：前列腺增生的照护措施

1. 一般照护

（1）休息与活动：保持充分休息，不可过度劳累；避免长时间坐或站立；鼓励适度的体育锻炼，如散步、游泳、打太极，促进尿液生成和尿液排出。

（2）饮食：饮食清淡、营养均衡，增加新鲜蔬菜和水果的摄入，保证膳食纤维、维生素和矿物质的摄入；避免辛辣和刺激性饮料，禁酒，以免刺激前列腺和膀胱颈充血而加重尿潴留；保证饮水量，每日饮水1500～2000毫升，以促进尿液生成，但注意晚上尽量少喝水，以免尿意影响休息。

（3）排尿：及时排尿，不可憋尿，建议养成定时排尿的习惯。

2. 坚持进行盆底肌肉功能训练

盆底肌肉功能训练，主要含提肛运动和臀桥运动（图9-1-2），锻炼骨盆盆底肌肉的力量，以促进男性前列腺健康。其方法步骤和注意事项如下：

（1）调整呼吸

一手放于胸前，一手放于腹部，缓慢、深吸气1～2秒，同时肚子慢慢鼓起来，屏住2～3秒。充分进行气体交换，缓慢呼气4～6秒，呼气时肚子慢慢凹陷。一吸一呼为一组，做5～10组。

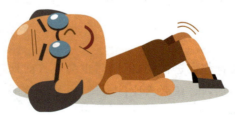

图9-1-2 臀桥运动

（2）提肛运动

结合腹式呼吸，吸气时腹部放松，呼气时收缩上提肛门以及会阴周围肌肉，尽量保持5～10秒。注意提肛过程中不要憋气。

（3）臀桥运动

呈仰卧位，双手自然垂放在身体两侧，吸气时肚子鼓起放松、呼气时收缩肛门以及会阴肌肉并抬高臀部（双腿屈膝，臀部抬高，尽量使腹部、髋部、膝盖在同一水平面上）。过程中腹部不要用力，不要憋气。

3. 心理照护

对于前列腺增生老年人，心理干预的目标是减轻焦虑、恐惧和抑郁，提高其生活质量和应对能力，下尿路症状比较严重的更容易引发心理问题。照护人员可以辅助医生向老年人进行健康教育，包括病因、症状、治疗选项和预后,解答患者的疑问,帮助他们更好地理解和应对疾病。同时,采取放松训练、建立心理支持小组、加强家庭支持等方法帮助患者树立积极面对疾病的信心。

任务实施

任务一 为王爷爷撰写健康照护计划

表 9-1-1 王爷爷的健康照护计划

健康问题和照护目标	照 护 措 施
健康问题1:排尿困难,排尿不尽 照护目标:改善排尿和排尿不尽的症状	1. 健康教育: 指导王爷爷积极寻求专业医生的建议和治疗方案,如泌尿科医生或泌尿外科医生。遵循医生的建议进行药物治疗,在必要时建议王爷爷考虑手术治疗选项,如行经尿道前列腺电切除术(TURP)或激光前列腺汽化术(PVP)等。 2. 饮食照护: (1)饮食应健康均衡,保证膳食纤维、维生素和矿物质的摄入。推荐增加新鲜水果、蔬菜、全谷类和健康脂肪的摄入。 (2)避免摄入过多刺激性食物和饮料,咖啡、茶、辛辣食物、酒精和气泡饮料等可能加重症状。 (3)控制盐分摄入,以减少体液潴留和尿急症状。 3. 生活方式改变: (1)鼓励王爷爷保持适度的体育锻炼,如散步、游泳、太极拳、八段锦等,有助于改善尿流动力学。 (2)提醒王爷爷充分排尿,避免憋尿或频繁小便。 (3)避免长时间坐着或骑自行车等活动,减少膀胱压力。
健康问题2:焦虑不安 照护目标:减轻王爷爷心理焦虑	1. 提供心理支持和教育,帮助王爷爷应对进行性排尿困难带来的心理压力和焦虑。鼓励王爷爷参与社交活动,与家人和朋友保持联系,以减轻心理负担。 2. 对王爷爷家庭成员进行健康教育,让其理解和支持王爷爷,提供必要的帮助和照料,如帮助记住服药时间、提供健康饮食等。家庭成员需要与医疗团队保持沟通,了解王爷爷的病情和治疗计划,并协助其按时就诊、服药和接受治疗。 3. 注意王爷爷的行走安全,保持居住环境的整洁和无障碍。夜间王爷爷可能需要多次排尿,应提供适当的照明和协助,以防止摔倒或其他意外。
健康问题3:有术后尿失禁和胃肠道功能紊乱的风险 照护目标:让王爷爷早日恢复正常生活	1. 术后的尿失禁常常出现在术后数天至数周内,表现为压力性尿失禁和急迫性尿失禁。 2. 术前1周开始进行盆底肌肉功能训练来预防术后尿失禁的发生,经过规律盆底肌肉功能训练后大部分暂时性尿失禁会自行好转。 3. 为王爷爷做腹部按摩,加速术后胃肠功能恢复,协助其下床活动,促进肠道蠕动。 4. 提供营养支持,注意按照医嘱改变王爷爷饮食状态(流质、半流质、普食/低盐低脂饮食)。

任务二 协助王爷爷进行盆底肌肉功能训练

表 9-1-2 协助老年人进行盆底肌肉功能训练操作流程

流程	技术操作要求	示范
工作准备	1. 介绍照护情境。 2. 物品准备:齐全,如带秒针的表、纸巾。 3. 环境准备:温、湿度适宜,光线明亮,空气清新。注意保护老年人隐私,并为其保暖。 4. 老年人准备:老年人状态良好,可以配合操作。 5. 个人准备:着装规范,使用手消毒液规范洗手。	图 9-1-3 工作准备

（续表）

流程	技术操作要求	示范
沟通解释评估	1. 核对： （1）问好、自我介绍，注意友好微笑、称呼恰当。 （2）核对照护对象基本信息。 2. 介绍： （1）介绍操作内容、目的、时间、方法或关键步骤。 （2）介绍需要老年人需注意和（或）配合的内容。 3. 询问： （1）老年人对照护过程是否存在疑问。 （2）所处的环境是否满意，体位是否舒适，有无其他需求，是否可以开始操作。 4. 评估： （1）全身情况（精神状态、饮食、二便、睡眠等）。 （2）局部情况（肢体活动度、皮肤情况等）。 （3）特殊情况（能否抬高臀部、肛门以及会阴周围皮肤情况）。	沟通解释评估
实施过程	1. 腹式呼吸： （1）打开上半部分被子，暴露老年人胸腹部。 （2）指导老年人一手放于胸前，一手放于腹部，深吸气的同时肚子鼓起来；一吸一呼为一组，做5～10组。 2. 提肛运动： （1）结合腹式呼吸，吸气时放松，呼气时收缩肛门以及会阴周围皮肤。 （2）过程中不要憋气，尽量保持5～10秒。 3. 臀桥运动： （1）打开被子放置于老年人脚底或"S"形放置于对侧。 （2）老年人呈仰卧位，双手自然垂放到身体两侧，双腿屈膝，抬高臀部使身体与床面形成三角形，肩部、髋部、膝盖在同一水平面，尽量保持5～10秒。 （3）结合腹式呼吸、提肛运动，吸气时肚子鼓起放松、呼气时收缩肛门以及会阴周围皮肤并抬高臀部保持5～10秒。 （4）过程中告知老年人，腹部不要用力，不要憋气。 4. 老年人配合要点： （1）询问老年人感受。 （2）告知老年人训练过程中腹部不要用力，不要憋气。	盆底肌功能训练

(续表)

流程	技术操作要求	示范
	5. 针对本次操作,进行健康宣教: (1) 健康教育建议不少于 3 条。 (2) 要求通俗易懂,有针对性。	操作视频 健康宣教
整理记录	1. 询问老年人有无其他需求、是否满意(反馈)。 2. 整理各项物品。 3. 规范洗手。 4. 记录(不漏项),汇报异常情况。	图 9-1-4　整理记录

任务评价

登录复旦社云平台(www.fudanyun.cn),搜索"老年健康照护",下载评价表格进行评价。

课后拓展

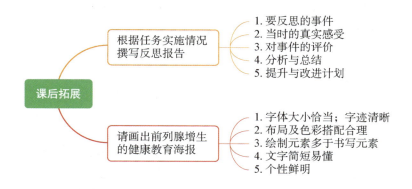

课后习题

扫码完成在线练习。

项目二 尿路感染老年人的健康照护

学习目标

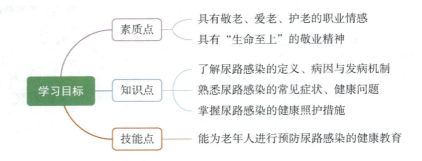

情境案例

基本信息：邵奶奶,75岁,小学文化、务农,性格开朗,饮食口味较重,爱吃坛子菜和腊鱼、腊肠,基本不吃蔬菜及水果,每日饮水不足1000毫升,甚少活动。

疾病史：邵奶奶既往有冠心病病史15年,高血压病史20年。规律服药,血压控制在130~145/80~90毫米汞柱。

目前情况：3天前突然发生尿频、尿痛、尿急等症状,未予以重视。今日症状加重遂来社区服务中心寻求帮助。查体：体温38.7摄氏度,脉搏90次/分、呼吸22次/分、血压135/87毫米汞柱。

请完成以下照护任务：

任务一　为邵奶奶撰写健康照护计划

任务二　为邵奶奶进行预防尿路感染的健康教育

任务分析

知识点一：尿路感染定义

尿路感染是各种病原微生物感染所引起的尿路急慢性炎症。多见于老年人、育龄期女性、免疫力低下及尿路畸形的人。根据感染发生部位可分为上尿路感染和下尿路感染,前者多指肾盂肾炎、急性肾周脓肿、肾积脓,后者包括膀胱炎和尿道炎；根据有无尿路结构或功能的异常,可分为复杂性尿路感染和非复杂性尿路感染。留置导尿管或拔除导尿管48小时内发生的感染称为导管相关性尿路感染。

知识点二：尿路感染的常见症状

1. 急性膀胱炎

急性膀胱炎约占尿路感染的60%,患者主要表现为膀胱刺激征症状,如尿频、尿急、尿痛,伴排尿不适。一般无全身毒血症状。常有白细胞尿,30%有血尿,偶有肉眼血尿。

2. 急性肾盂肾炎

急性肾盂肾炎临床表现与炎症程度有关,多数起病急骤。既有局部的膀胱刺激征,又出现炎症相关的全身表现。

（1）全身表现：常有寒战、高热，伴有头痛、全身酸痛、无力、食欲减退。老年人由于敏感性下降，全身表现可不明显，甚至缺如。

（2）泌尿系统表现：常有膀胱刺激征，如尿频、尿急、尿痛，多伴有腰痛、肾区不适、肋脊角压痛和叩击痛阳性。可有脓尿和血尿，部分老年人可无明显的膀胱刺激征症状，而以全身症状为主或表现为血尿伴低热和腰痛。

（3）并发症：较少，但伴有糖尿病和（或）存在复杂因素且未及时合理治疗时，可发生肾乳头坏死和肾周脓肿。前者主要表现为高热、剧烈腰痛和血尿，可有坏死组织脱落随尿排出，发生肾绞痛；后者除原有肾盂肾炎症状加重外，常出现明显单侧腰痛，向健侧弯腰时疼痛加剧。

3. 无症状细菌尿

又称隐匿型尿路感染，即有真性菌尿但无尿路感染的症状。多见于老年患者，发病率为40%～50%。如不治疗，无症状细菌尿也可在病程中出现急性尿路感染的症状。

知识点三：尿路感染的病因与发病机制

1. 病因

引起尿路感染的主要原因为细菌感染，由革兰阴性菌（如大肠埃希菌）引起的尿路感染占全部尿路感染的85%；由革兰阳性菌（如肠球菌和葡萄球菌）引起的尿路感染占5%～10%。大肠埃希菌最常见于无症状性细菌尿、非复杂性尿路感染或首次发生的尿路感染。

2. 发病机制

（1）感染途径：尿路感染的途径主要有上行感染、血行感染、淋巴道感染和直接感染。大部分尿路感染的致病菌来源于上行感染。正常情况下尿道口周围有少量细菌寄居，不引起感染。当机体抵抗力下降、尿道黏膜有损伤或入侵细菌致病性强时，细菌可侵入尿道发生上行感染。血行感染指细菌经由血液循环到达肾脏和尿路其他部位，临床少见，多发生于机体免疫功能极差者，金黄色葡萄球菌为主要致病菌。淋巴道感染、直接感染较为罕见。

（2）机体防御能力：细菌进入泌尿系统后是否引起感染与人体的防御功能有关。人体的防御机制包括：①排尿的冲刷作用；②尿路黏膜及其所分泌IgA和IgG等可抵御细菌入侵；③尿液中高浓度尿素、高渗透压和酸性环境不利于细菌生长；④前列腺分泌物含有抗菌成分。

（3）易感因素：①女性。女性因尿道短而直，尿道口离肛门近而易被细菌污染；60岁以上老年女性发病率可达10%～12%，70岁以上则高达30%以上。老年女性易发尿路感染与女性尿道短、身体抵抗力下降、雌激素水平下降等因素有关。②尿流不畅或尿液反流。尿流不畅是尿路感染的最重要易感因素，如尿路结石、膀胱癌、前列腺增生会导致上行的细菌不能被冲刷出尿道，易在局部大量繁殖引起感染；膀胱-输尿管反流可使膀胱内的含菌尿液逆行进入肾盂而引起肾盂肾炎。卧床老年人会阴清洁不当、运动量减少，尿路感染的风险大大增加，其中，大小便失禁者是尿路感染的高危人群。③医源性损伤。导尿或留置导尿管、膀胱镜检查、尿道扩张术等可引起尿道黏膜损伤，并将前尿道或尿道口的细菌带入膀胱或上尿路而致感染。

知识点四：尿路感染的治疗方法

1. 一般治疗

急性期注意休息，多饮水，勤排尿。膀胱刺激征和血尿明显者，可口服碳酸氢钠片（1克/次，1日3次），以碱化尿液、缓解症状、抑制细菌生长和避免血凝块形成。反复发作者，应积极寻找病因，及时去除诱发因素。

2. 抗菌治疗

（1）急性膀胱炎：单剂量疗法,可选用复方磺胺甲噁唑2克、甲氧苄啶0.4克、碳酸氢钠1克,1次顿服（简称STS单剂）,或氧氟沙星0.4克,1次顿服。短程疗法,可选择磺胺类、喹诺酮类、半合成青霉素或头孢菌素类等,连用3天。与单剂量疗法相比,短程疗法更加有效,可减少复发,增加治愈率。停服抗生素7天后,需进行尿细菌定量培养。若结果阴性表示急性膀胱炎已治愈；若仍为真性菌尿,应继续给予2周抗生素。此外,对于妊娠妇女、老年患者、糖尿病患者、机体免疫力低下及男性患者,不宜使用单剂量和短程疗法,应采用较长疗程（7天疗程）。

（2）急性肾盂肾炎：①轻型肾盂肾炎——宜口服有效抗菌药物14天,可选用喹诺酮类（剂量同急性膀胱炎）、半合成青霉素类（如阿莫西林）或头孢菌素类（如头孢呋辛）药物,一般用药72小时可见明显效果,若无效则应根据药物敏感试验更改药物。②严重肾盂肾炎——有明显毒血症状者需静脉用药,可选用青霉素类（如氨苄西林）、头孢菌素类（如头孢噻肟钠等）、喹诺酮类（如左氧氟沙星等）,获得尿培养结果后应根据药敏选药,必要时联合用药。氨基糖苷类肾毒性大,应慎用。若治疗后病情好转,可于热退后继续用药3天再改口服抗生素,继续治疗2周。

（3）导管相关性尿路感染：全身应用抗生素、膀胱冲洗、局部应用消毒剂等均不能将其清除,最有效的方式是避免不必要的导管留置,并尽早拔除导尿管。

知识点五：尿路感染的主要照护措施

1. 卧床与休息

急性发作期应注意卧床休息,宜取屈曲位,减少站立。保持房间温、湿度适宜,空气清新,环境安静,保证患者充分的休息时间。

2. 增加水分的摄入

如患者无其他疾病应尽量多饮水、勤排尿,以达到不断冲洗尿路、减少细菌在尿路停留的目的。尿路感染者每天摄水量不应低于2000毫升,保证每天尿量在1500毫升以上,且每2～3小时排尿1次。

3. 日常生活照护

加强患者个人卫生,保持皮肤黏膜的清洁和干燥,增加会阴清洗次数,减少肠道细菌侵入尿路而引起感染的机会。注意内裤柔软、卫生,衣服和床上用品舒适、清洁。

4. 疼痛照护

为患者进行膀胱区热敷或按摩,以缓解局部肌肉痉挛,减轻疼痛。引导患者保持心情愉快,避免过分紧张加重尿频,可选择一些感兴趣的活动,如听轻音乐、阅读小说、看电视或聊天等,以分散注意力,减轻焦虑,缓解尿路刺激征。

5. 发热照护

（1）饮食护理：给予清淡、营养丰富、易消化食物。高热者注意补充水分,同时做好口腔护理。

（2）休息和睡眠：增加休息与睡眠。为患者提供一个安静、舒适的休息环境,加强生活护理。

（3）病情观察：监测体温、尿液性状的变化,有无腰痛加剧。如高热持续不退或体温升高,且出现腰痛加剧等,应考虑可能出现肾周脓肿、肾乳头坏死等并发症,须及时转诊治疗或到医院就诊。

（4）物理降温：采用冰敷、酒精擦浴等措施进行物理降温。

6. 用药照护

指导患者正确服用抗菌药物和碳酸氢钠,注意观察药物的疗效及不良反应。口服复方磺胺甲噁唑期间要多饮水,预防尿液结晶。

7. 健康指导

(1) 预防尿路感染

① 保持规律生活,避免劳累,坚持体育运动,增强机体免疫力。

② 多饮水、勤排尿是预防尿路感染最简便而有效的措施。每天应摄入足够水分,以保证足够的尿量和排尿次数。

③ 注意个人卫生,尤其是女性老年人,要注意会阴部及肛周皮肤的清洁。指导患者掌握正确清洁外阴部的方法。

④ 与性生活有关的反复发作者,应注意性生活后立即排尿。

⑤ 膀胱-输尿管反流者,需要"二次排尿",即每次排尿后数分钟再排尿一次。

(2) 疾病知识指导

告知患者尿路感染的病因、疾病特点和治愈标准,使其理解多饮水、勤排尿,以及注意会阴部、肛周皮肤清洁的重要性,确保其仍能严格遵从。教会患者识别尿路感染的临床表现,一旦发生尽快诊治。

(3) 用药指导

嘱患者按时、按量、按疗程服药,勿随意停药,不适加重时及时就医。

任务实施

任务一 为邵奶奶撰写健康照护计划

表 9-2-1 邵奶奶健康照护计划

健康问题和照护目标	照 护 措 施
健康问题1:疼痛 照护目标:邵奶奶疼痛缓解或消失	1. 及时评估疼痛部位、程度、性质、持续时间。 2. 为邵奶奶进行膀胱区热敷或按摩,以缓解局部肌肉痉挛,减轻疼痛。 3. 告知邵奶奶保持心情愉快,避免过分紧张加重尿频。 4. 指导邵奶奶选择一些感兴趣的活动,如听轻音乐、阅读小说、看电视或聊天等,以分散注意力,减轻焦虑,缓解尿路刺激征。 5. 协助邵奶奶多饮水,保持每日进水量在 2 000 毫升以上,增加尿量,起到自然冲洗尿道的目的。
健康问题2:发热 照护目标:邵奶奶体温维持正常	1. 饮食护理:给予清淡、营养丰富、易消化食物。注意补充水分,同时做好口腔护理。 2. 休息和睡眠:增加休息与睡眠。为邵奶奶提供一个安静、舒适的休息环境,加强生活护理。 3. 病情观察:持续监测体温、尿液性状的变化,有无腰痛加剧。如出现高热持续不退或体温升高,且出现腰痛加剧等,应考虑可能出现肾周脓肿、肾乳头坏死等并发症,需及时转诊治疗或到医院就诊。 4. 物理降温:采用冰敷、酒精擦浴等措施进行物理降温。
健康问题3:知识缺乏(缺乏预防尿路感染的知识) 照护目标:邵奶奶对预防尿路感染的知识逐渐增加,并能正确执行。	1. 为邵奶奶进行尿路感染相关知识的讲解,提高其对疾病的认知。 2. 向邵奶奶讲解治疗方法及疾病预后,减轻老人的心理负担。 3. 多饮水,每日保持饮水量>2 000 毫升,起到自然尿路冲洗的目的。 4. 告知邵奶奶营养充足的重要性,促使其能积极愉快地进食,帮助其逐步改善饮食结构。 5. 教会邵奶奶正确进行会阴清洁的方法。

任务二 为邵奶奶进行预防尿路感染的健康教育

表 9-2-2 预防尿路感染健康教育操作流程

流程	技术操作要求	示范
工作准备	1. 介绍照护情境。 2. 物品准备:齐全,含健康教育手册、笔、记录单。 3. 环境准备:温、湿度适宜,光线明亮,空气清新。 4. 老年人准备:老年人状态良好,可以配合操作。 5. 个人准备:着装规范,规范洗手,并使用手消毒液消毒。	图9-2-2 工作准备
沟通解释评估	1. 核对: (1) 问好、自我介绍、友好微笑、称呼恰当。 (2) 核对照护对象基本信息。 2. 介绍: (1) 介绍操作内容、目的、时间、方法或关键步骤。 (2) 介绍需要老年人注意和(或)配合的内容。 3. 询问: (1) 老年人对照护过程是否存在疑问。 (2) 对所处的环境是否满意,体位是否舒适,有无其他需求,是否可以开始操作。 4. 评估: (1) 全身情况(精神状态、饮食、二便、睡眠等)。 (2) 局部情况(肢体活动度、测量部位皮肤情况等)。 (3) 特殊情况(有无发热等)。	沟通解释评估
实施过程	1. 协助老年人取坐位或半坐卧位,膝下垫软枕。 2. 再次核对老年人的床号、姓名、目前病情。 3. 向老年人讲解尿路感染的定义、病因、疾病表现和治愈标准。告知老年人一旦出现症状,要尽快诊治。患病时要按时、按量、按疗程服药,勿随意停药,不适加重时及时就医。 4. 预防尿路感染 (1) 保持规律生活,避免劳累,坚持体育运动,增强机体免疫力。 (2) 多饮水、勤排尿是预防尿路感染最简便而有效的措施。每天应摄入足够水分,以保证足够的尿量和排尿次数。 (3) 注意个人卫生,尤其女性老年人要注意会阴部及肛周皮肤的清洁。指导老年人掌握正确清洁外阴部的方法。 (4) 与性生活有关的反复发作者,应注意性生活后立即排尿。 (5) 膀胱-输尿管反流者,需要"二次排尿",即每次排尿后数分钟再排尿一次。 5. 老年人配合要点: (1) 询问老年人感受。 (2) 告知老年人测量过程中不要移动,不要说话,自然呼吸。 6. 针对本次操作,进行健康宣教: (1) 健康教育建议不少于3条。 (2) 要求通俗易懂,有针对性。	健康宣教

（续表）

流程	技术操作要求	示范
整理记录	1. 询问老年人有无其他需求、是否满意（反馈）。 2. 整理各项物品。 3. 规范洗手。 4. 记录（不漏项），汇报异常情况。	图9-2-3 整理记录

任务评价

登录复旦社云平台（www.fudanyun.cn），搜索"老年健康照护"，下载评价表格进行评价。

课后拓展

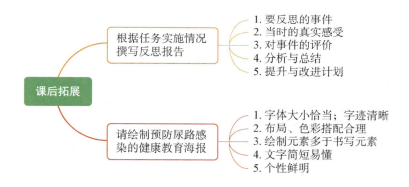

课后习题

扫码完成在线练习。

项目三 阴道炎老年人的健康照护

学习目标

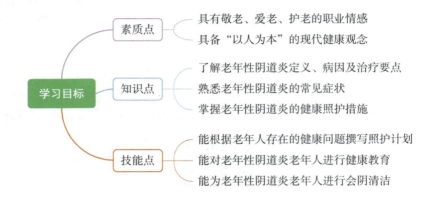

情境案例

基本信息：李奶奶，78岁，160厘米，67千克，大专文化，退休前为公司职员，饮食偏好辛辣，不爱吃蔬菜。

疾病史：既往体健。

目前情况：李奶奶近十天来外阴灼热瘙痒、疼痛，自行购买洗剂清洁外阴，收效甚微，今由老伴陪伴入社区进行诊断治疗。查体：阴道分泌物增多，呈黄色稀薄状，带少量血丝，伴有腥臭味，外阴呈老年性改变，阴道皱襞消失，阴道黏膜充血，有成片出血点。实验室检查：白带常规示pH值5.5，清洁度Ⅲ级，白细胞（＋＋），杆菌（＋）。诊断为老年性阴道炎，医生予0.5%醋酸液清洗外阴，甲硝唑栓剂抑制细菌，普罗雌烯阴道胶丸补充雌激素，增强阴道抵抗力。李奶奶因身体不适及担心疾病恢复情况，情绪紧张，不思饮食，体重有所下降。

请完成以下照护任务：

任务一　为李奶奶撰写健康照护计划

任务二　为李奶奶进行会阴清洁

任务分析

知识点一：老年性阴道炎定义

老年性阴道炎是指由于女性卵巢功能衰退，雌激素水平减少，阴道萎缩、弹性降低、防御功能降低，继而被病原体感染引起的炎症。常见于自然绝经后的女性，也可见于手术切除双侧卵巢、卵巢功能早衰、产后闭经或药物绝经治疗的女性。

知识点二：老年性阴道炎常见症状

（1）阴道分泌物增多，稀薄，呈淡黄色，严重者呈血样脓性白带。

（2）外阴有瘙痒或灼热感，可伴有性交痛、尿频、尿痛。

（3）阴道黏膜充血，有小出血点或片状出血点，有时见浅表溃疡。若溃疡面与对侧粘连，阴道检查时粘连可被分开而引起出血，粘连严重时可造成阴道狭窄甚至闭锁，炎症分泌物引流不畅可形成阴道积脓甚至宫腔积脓，现在这种情况少见。

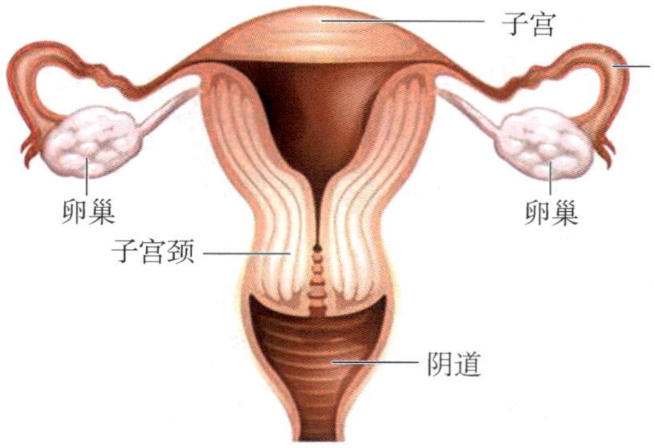

图 9-3-1　女性生殖系统图

知识点三：老年性阴道炎病因

1. 生殖系统器官功能衰退

随着年龄增长，女性卵巢功能逐渐衰退，雌激素水平降低，阴道壁萎缩，黏膜变薄，上皮细胞内糖原含量减少，阴道内 pH 值增高，局部抵抗力降低，致病菌容易入侵繁殖，引起炎症。

2. 个人卫生习惯不良

不注意外阴清洁，或者过度用各种洗液、碱性肥皂清洗外阴，均可引起菌群失调。内裤透气性差，导致局部潮湿，或者内裤不及时清洁、晾晒，与他人共用盆具等均容易滋生细菌。

3. 性生活频繁

如性伴侣多、伴侣有生殖器感染的疾病、性生活不节制等，容易引起阴道炎症。

知识点四：老年性阴道炎治疗方法

老年性阴道炎治疗原则为抑制细菌生长及增加阴道抵抗力。

1. 抑制细菌生长

用 1% 乳酸或 0.5% 醋酸液冲洗阴道，冲洗后局部用药，甲硝唑或诺氟沙星每次 1 片，放入阴道深部，7～10 日为一疗程。

2. 改善阴道环境，增强阴道黏膜抵抗力

雌激素局部或全身用药：已烯雌酚 0.125～0.25 毫克，每晚放入阴道一次，7 日为一疗程；顽固病例可口服尼尔雌醇，维持 2～3 个月。对乳腺癌或子宫内膜癌患者禁用雌激素。

3. 消除诱因

积极治疗原发病，有糖尿病者控制血糖；规范合理使用抗生素，及时停用广谱抗生素、类固醇皮质激素。注意个人卫生，保持内裤清洁干燥，每日更换内裤，内裤和其他衣服分开清洗，使用过的盆、毛巾、内裤等用开水烫洗。

知识点五：老年性阴道炎的照护措施

1. 一般照护

（1）环境与休息：保持环境通风良好、整洁。注意休息，避免剧烈活动，保证充足的睡眠，调适情绪，以积极乐观的心态面对疾病。

（2）饮食：指导患者饮食清淡，避免辛辣刺激食物。可以选择高蛋白质、富含 B 族维生素及维生素 A 的食物，如胡萝卜、西兰花、动物肝脏等。注意保持大便通畅。

2. 对症照护

指导正确清洁外阴。清洗外阴时宜使用温水，不因外阴瘙痒用热水烫洗外阴，其虽能暂时缓解外阴瘙痒，但会使外阴皮肤干燥粗糙，继而加剧瘙痒。

3. 用药照护

阴道用药前清洁双手及外阴,避免多重感染。外阴出现不适时不乱用药物。引起老年性阴道炎的细菌多为大肠杆菌、葡萄球菌等杂菌,不随意使用治疗霉菌或滴虫的药物,更不能把外阴阴道炎当作外阴湿疹而乱用激素药膏,以免适得其反。

4. 心理照护

由于特殊生理结构的原因,老年性阴道炎患者易出现紧张羞怯、敏感内疚等情绪。应主动与患者沟通,了解患者的需求,用通俗易懂的语言针对老年性阴道炎的防治知识进行健康宣教,减轻其心理负担。鼓励患者与家属、朋友交流,接受帮助,使患者保持积极乐观的心态,配合治疗。

5. 健康教育

(1) 疾病知识:向老年人及家属讲解老年性阴道炎的发病原因及临床表现,教会老年人自我观察病情变化,有异常及时报告医生。

(2) 生活指导:注意保持会阴部卫生,保持外阴清洁干燥。避免使用肥皂或各种药液清洗外阴,以免加重皮肤干燥,引起瘙痒,损伤外阴皮肤。清洗外阴时应用温开水,里面可以加少许食盐或食醋。选用的卫生纸应该带有"消准"字样。勤换洗内裤。自己的清洗盆具、毛巾不要与他人混用。避免过频的性生活,治疗期间禁止性生活。

(3) 运动指导:指导老年人进行有氧运动,如散步、慢跑、太极等;指导老年人进行盆底肌肉锻炼或者仰卧起坐,增加盆腔血流,提高局部抵抗力。

任务实施

任务一 为李奶奶撰写健康照护计划

表 9-3-1 李奶奶健康照护计划

健康问题和照护目标	照 护 措 施
健康问题1:舒适的改变(外阴瘙痒、灼热,阴道分泌物增多) 照护目标:李奶奶瘙痒、灼热缓解或消失,阴道分泌物减少	1. 用药照护 (1) 遵医嘱用 0.5% 醋酸液为李奶奶冲洗阴道每日一次,直至阴道分泌物减少。 (2) 指导李奶奶进行坐浴:告知李奶奶坐浴前用温水清洁外阴,然后用温水稀释醋酸溶液坐浴,时间为 10～20 分钟。 (3) 指导李奶奶及老伴使用阴道栓剂:建议睡前使用,使用栓剂前先清洁会阴部,仰卧床上,双膝屈起并分开,利用置入器或戴手套,将栓剂尖端部向阴道口塞入,并向下、向前轻轻推入阴道深处。置入栓剂后保持仰卧姿势约 20 分钟。 (4) 指导李奶奶治疗期间避免性生活。 2. 饮食照护 (1) 告知李奶奶辛辣刺激食物不利于病情控制,尽量少吃。 (2) 给予高蛋白、高维生素食物,每日饮水量不少于 1500 毫升。 3. 生活照护 (1) 指导保证充足的睡眠,避免剧烈活动。 (2) 指导李奶奶不要搔抓外阴局部,以防止抓伤皮肤及继发感染。 (3) 瘙痒严重时使用有止痒作用的洗剂、膏霜等,如炉甘石洗剂、苯海拉明软膏、皮质醇类软膏等。 (4) 保持内裤清洁干燥,每日更换内裤,内裤选用透气棉质的,和其他衣服分开清洗,使用过的盆、毛巾、内裤等用开水烫洗。

(续表)

健康问题和照护目标	照护措施
健康问题2:相关健康知识不足(自行用药) 照护目标:李奶奶掌握老年性阴道炎相关健康知识	1. 疾病知识指导:告知李奶奶老年性阴道炎的临床表现,异常时及时报告医生。 2. 告知李奶奶遵医嘱给药,不可随意用药,否则可能导致菌群失调,加重症状。 3. 指导李奶奶进行盆底肌肉锻炼,增加局部抵抗能力。 4. 指导李奶奶疾病恢复后可以在同房时涂少量润滑剂,以润滑阴道,减少摩擦,防止损伤。
健康问题3:营养失调 照护目标:李奶奶保持良好的饮食习惯,体重正常	1. 每周与营养师一同评估李奶奶的营养状况1次,包括体重测量、皮褶厚度测量、BMI值计算等。 2. 与营养师共同制定营养食谱,根据李奶奶的理想体重给予足够热量、高蛋白质的饮食,可以适当吃富含植物雌激素的豆类食品及富含B族维生素的食物。 3. 指导李奶奶疾病恢复后,积极参加户外活动,增加阳光照射。 4. 对李奶奶进行饮食方面的健康宣教,指导多食用高维生素、易消化吸收的食物,少食用辛辣刺激、生冷、油腻之物,控制甜食的摄入,以免经常过量食用甜食形成有利杂菌生长的阴道内环境,不利于生殖道健康。
健康问题4:情绪紧张 照护目标:李奶奶情绪稳定,配合治疗	1. 关注李奶奶情绪状况,如李奶奶出现紧张焦虑,可指导其深呼吸、冥想等放松技巧;引导李奶奶通过参加兴趣小组、社交活动等来转移注意力。 2. 告知李奶奶老年性阴道炎是常见疾病,详细讲解老年性阴道炎的病因、症状、治疗方法及预防措施,帮助李奶奶正确认识疾病,消除疑虑和恐惧。 3. 鼓励李奶奶表达,耐心倾听,积极回应、安慰和鼓励,帮助李奶奶减轻心理负担,缓解负面情绪。同时,要尊重李奶奶的隐私和尊严,保护其个人信息不被泄露。 4. 加强与家属的沟通与合作,争取家属的支持和理解。鼓励家属积极参与李奶奶的治疗和护理过程,为李奶奶提供情感支持。 5. 如果通过上述措施不能缓解,可以引导李奶奶寻求专业心理咨询师的帮助。

任务二 为李奶奶进行会阴清洁

表9-3-2 外阴清洁操作流程

流程	技术操作要求
工作准备	1. 介绍照护情境。 2. 物品准备:齐全,毛巾、洗手液、一次性手套、一次性垫巾、香皂或专用清洁剂、冲洗壶、温水(38～40摄氏度)、便盆。 3. 环境准备:温、湿度适宜,光线明亮,空气清新,关闭门窗或拉好屏风。 4. 老年人准备:老年人状态良好,可以配合操作。 5. 个人准备:着装规范,规范洗手,并使用手消毒液消毒。
沟通解释评估	1. 核对: (1) 问好、自我介绍、友好微笑、称呼恰当。 (2) 核对照护对象基本信息。 2. 介绍: (1) 介绍操作内容、目的、时间、方法或关键步骤。 (2) 介绍需要老年人注意和(或)配合的内容。 3. 询问: (1) 老年人对照护过程是否存在疑问。 (2) 对所处的环境是否满意,体位是否舒适,有无其他需求,是否可以开始操作。

（续表）

流程	技术操作要求
	4. 评估： （1）全身情况（精神状态、饮食、二便、睡眠等）。 （2）局部情况（肢体活动度、测量部位皮肤情况等）。 （3）特殊情况（有无局部瘙痒，阴道分泌物情况）。
实施过程	1. 协助老年人排空小便，取仰卧位。 2. 脱去裤子至膝盖下，两腿屈曲外展。 3. 抬高老年人臀部，老年人臀下垫一次性垫巾及便盆。 4. 戴一次性手套，用棉签蘸肥皂液或清洁剂从上到下擦洗会阴。 5. 用清水冲洗，冲洗原则：自上而下、由外向内；冲洗顺序：阴阜→对侧腹股沟→近侧腹股沟→对侧大阴唇→近侧大阴唇→对侧小阴唇→近侧小阴唇→尿道口→阴道口→肛门。 6. 擦干会阴部，擦干原则：自上而下、由内向外；擦干顺序：阴阜→尿道口→阴道口→对侧大小阴唇→近侧大小阴唇→对侧腹股沟→近侧腹股沟→会阴部及肛门。 7. 撤去垫巾及便盆，协助老年人穿好裤子。
	8. 针对本次操作，进行健康宣教： （1）健康教育建议不少于3条。 （2）要求通俗易懂，有针对性。
整理记录	1. 询问老年人有无其他需求、是否满意（反馈）。 2. 整理各项物品。 3. 规范洗手。 4. 记录（不漏项），汇报异常情况。

任务评价

登录复旦社云平台（www.fudanyun.cn），搜索"老年健康照护"，下载评价表格进行评价。

课后拓展

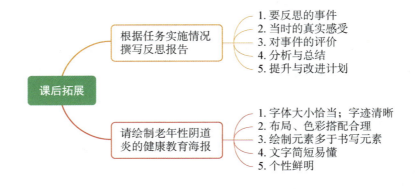

课后习题

扫码完成在线练习。

主要参考文献

References

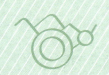

［1］丁文龙,刘学政. 系统解剖学(第9版)[M]. 北京:人民卫生出版社,2018.

［2］葛均波,徐永健,王辰. 内科学(第9版)[M]. 北京:人民卫生出版社,2023.

［3］尤黎明,吴瑛. 内科护理学(第7版)[M]. 北京:人民卫生出版社,2022.

［4］王所荣,徐茂凤. 内科护理学[M]. 北京:中国医药科技出版社,2023.

［5］顾润国,任光圆. 老年人常见疾病与用药[M]. 北京:人民卫生出版社,2024.

［6］胡秀英,肖惠敏. 老年护理学(第5版)[M]. 北京:人民卫生出版社,2022.

［7］张秀. 老年人常用照护技术[M]. 北京:科学出版社,2023.

［8］赵文星. 老年人综合能力评估[M]. 北京:人民卫生出版社,2022.

［9］侯晓霞. 老年常见病的预防与照护[M]. 北京:北京大学出版社,2022.

［10］成蓓,曾尔亢. 老年病学(第三版)[M]. 北京:科学出版社,2018.

［11］程桂玲,吴岸晶. 老年人常见病预防与照护[M]. 北京:化学工业出版社,2022.

［12］中华医学会呼吸病学分会哮喘学组. 支气管哮喘防治指南(2020年版)[J]. 中华结核和呼吸杂志,2020,43(12).

［13］国家老年医学中心,中华医学会老年医学分会,中国老年保健协会糖尿病专业委员会,等. 中国老年糖尿病诊疗指南(2024版)[J/OL]. 协和医学杂志,1-43[2024-07-01]. http://kns.cnki.net/kcms/detail/11.5882.r.20240528.1102.006.html.

［14］中国老年医学学会高血压分会,北京高血压防治协会,国家老年疾病临床医学研究中心,等. 中国老年高血压管理指南2023[J]. 中华高血压杂志,2023,31(06):508-538.

［15］中华人民共和国国家质量监督检验检疫总局、中国国家标准化管理委员会. 康复辅助器具 分类和术语:GB/T 16432-2016[S/OL]. [2016-04-25]. https://openstd.samr.gov.cn/bzgk/gb/newGbInfo?hcno=17F06232216BE5DB5A52FEE67E141F4F.

图书在版编目(CIP)数据

老年健康照护/蒋玲,罗清平,刘婧主编. —上海:复旦大学出版社,2024.7(2025.1 重印)
ISBN 978-7-309-17241-6

Ⅰ.①老… Ⅱ.①蒋… ②罗… ③刘… Ⅲ.①老年人-保健-职业教育-教材②老年人-护理-职业教育-教材 Ⅳ.①R161.7②R473

中国国家版本馆 CIP 数据核字(2024)第 028758 号

老年健康照护
蒋　玲　罗清平　刘　婧　主编
责任编辑/张彦珺

复旦大学出版社有限公司出版发行
上海市国权路 579 号　邮编:200433
网址:fupnet@fudanpress.com　http://www.fudanpress.com
门市零售:86-21-65102580　团体订购:86-21-65104505
出版部电话:86-21-65642845
上海丽佳制版印刷有限公司

开本 890 毫米×1240 毫米　1/16　印张 12　字数 338 千字
2025 年 1 月第 1 版第 2 次印刷

ISBN 978-7-309-17241-6/R·2083
定价:59.00 元

如有印装质量问题,请向复旦大学出版社有限公司出版部调换。
版权所有　　侵权必究